全国中等中医药教育规划教材

常见急症处理

（供中医药类专业用）

主编　庞景三

编委　李相中　李天禹

中国中医药出版社

北京

图书在版编目（CIP）数据

常见急症处理／庞景三主编.—北京：中国中医药出版社，2002.8（2020.2 重印）

全国中等中医药教育规划教材

ISBN 978-7-80156-350-7

Ⅰ.常...　　Ⅱ.庞...　　Ⅲ.急救-中医疗法-专业学校-教材　　Ⅳ.R278

中国版本图书馆 CIP 数据核字（2002）第 033616 号

中国中医药出版社出版

发行者：中国中医药出版社

　　　　（北京经济技术开发区科创十三街 31 号院二区 8 号楼　电话：64405750）

　　　　（邮编：100176　邮购联系电话：84042153　64065413）

印刷者：山东百润本色印刷有限公司

经销者：新华书店总店北京发行所

开　本：787×1092 毫米　16 开

字　数：185 千字

印　张：7.75

版　次：2002 年 8 月第 1 版

印　次：2020 年 2 月第 16 次印刷

书　号：ISBN 978-7-80156-350-7

定　价：23.00 元

如有质量问题，请与出版社发行部调换（010 64405510）

HTTP：//WWW.CPTCM.COM

前　言

为适应全国中等中医药教育发展的需要，根据教育部和国家中医药管理局组织制订的中等中医药专业目录和各专业教学计划，在国家中医药管理局指导下，由全国中医药职业技术教育学会组织编写了全国中等中医药教育规划教材。本次编写出版的教材有《中医基础学》《中药学》《方剂学》《人体解剖生理学》《药理学》《诊断学基础》《中医内科学》《外科学》《中医妇科学》《儿科学》《针灸学》《推拿学》《针灸推拿学》《中医伤科学》《内科学》《中医基础护理学》《内科护理学》《外科护理学》《妇科护理学》《儿科护理学》《常见急症处理》《中医学概要》《卫生防疫概论》《常用护理技术》等中医类专业主干课程教材共24门。

本次教材是在国家中医药管理局 1988 年统一组织编写出版的中等中医药教材基础上重新编写的全国中等中医药教育规划教材。进入 21 世纪，我国职业教育有较大的发展，人才培养模式、教学内容和课程体系的改革不断深入。为适应新形势的需要，本套教材编写出版遵循了坚持以市场为导向，岗位需要为前提，综合职业能力为基础，强化专业目标，淡化学科意识，突出职业教育特点等基本编写原则，根据中等中医药人才培养目标的要求，在教材编写形式和内容方面都有了较大的改进，在教材编写的组织管理、质量评价和出版发行上亦体现了改革意识，引入了竞争机制。为了保证本套教材的质量，国家中医药管理局科技教育司和全国中医药职业技术教育学会多次召开有关教材编写出版的会议，认真学习了教育部《关于制定中等职业学校教学计划的原则意见》等文件，制定下发了《中等中医药教育教材建设的指导性原则》《中等中医药专业教材编写基本原则》《中等中医药教育教材建设管理暂行办法》和《中等中医药教材出版基本原则意见》等相关文件，成立了各专业教材编审委员会和教材建设办公室，加强了对教材编写出版的组织与管理，力求提高本套教材质量，更好地为中等中医药教育和中医药人才培养服务。

鉴于本次教材编写从组织管理、运行机制到编写要求与内容都进行了较大改革，因此，存在不足之处在所难免，希望中等中医药教育战线的教育工作者和广大读者在使用过程中，提出宝贵意见，以利再版修订时日臻完善。

全国中医药职业技术教育学会

2002 年 4 月 27 日

编 写 说 明

本教材是国家中医药管理局科技教育司和全国中医药职业技术教育学会共同组织编写的，供全国中医药中等教育中医医疗、中西医结合、针灸推拿、中医骨伤等医疗类专业使用。各专业可根据教学大纲对本课程的不同要求进行选用。

常见急症处理是中等中医药学校中医及中西医结合类专业的临床技术课程。它的主要任务是向学生传授急症的基本理论、基本知识和基本技能，为使学生具备较高素质、较强适应能力，成为实用型临床工作者打下良好基础。

常见急症处理的主要内容包括两个部分，即总论和各论，总论部分主要是中西医急救医学的基本理论和基本知识，各论部分主要是临床常见急症的处理。

本教材是一门新增教材，既反映急救医学的最新成果，又突出临床的实用性。根据目前临床实际情况，我们采用中西医结合的方法进行编写，主要讲述临床常见急症的处理。因篇幅所限，对外科、骨伤科、妇科、儿科、五官科所出现的急症一般不予收录，这方面的内容在有关教材中论述。常见中毒急救的内容因放在本套教材的《内科学》中，故本教材也不论及以避免重复。总论的第一、第二、第三章及各论的第一章由南阳中医药学校庞景三同志编写，各论第二章至第六章由安阳中医药学校李相中同志编写，总论第四章及各论第七至第十二章由遵义中医药学校李天禹同志编写，最后由庞景三同志统稿。

本教材为新编教材，在使用过程中，我们衷心希望各个学校、各位读者，特别是讲授本教材的教师能提出宝贵意见和建议，以便今后修订时改进。

《常见急症处理》编委会
2001 年 12 月

目 录

总 论

各 论

总　论

第一章　急症的概念

急症学或称急救医学，是研究临床各种急症发生的病因病机、发展演变规律、诊治方法，特别是急救处理的一门新的临床学科。急症是目前中、西医学一个非常重要的研究课题，更是中医学发展亟待解决的问题。

所谓急症，是指突然发生的疾病或骤然加重的疾病（亦包括意外伤）。古人常称之为"卒病"、"暴疾"。它往往是邪气突至或邪毒过强，损伤过重或致病因子长期作用于机体的结果。表现为气机急剧闭阻，或气血突然衰竭、脏腑功能紊乱、阴阳极度失调等。急症多发病急骤，病情危重，易于逆变，若不迅速救治或治不得法，常可危及生命。

第一节　急症的特点与发病

一、急症的特点

急救医学的研究对象是临床各科急症。急症与一般疾病相比而言，大多具有起病急骤、病情危重、来势凶猛、变化迅速等特点，具体讲主要有以下三个方面。

1. 特异的致病因素

一般而言，急症之因不出内外两端：外因多是六淫邪毒、疫疠毒气、意外伤、虫兽伤、饮食不洁之物或毒物等。内因多为脏腑气血津液耗失、至虚和气机极度逆乱，以及在疾病过程中脏腑气血津液功能失调所产生的代谢产物——痰饮、瘀血、湿浊、废气的蓄留等。此外，七情、劳倦所伤，起居生活不节及失治误治等也为急症的常见因素。急症的发生多有强烈的或突至的致病因素，加之正气的急虚或极虚，这一特点有别于一般慢性疾病，也体现出急症致病因素的特异性。由于强烈的邪气侵入人体后，打乱了机体的防御机能，迅速表现出气血、阴阳、脏腑功能紊乱的病理变化，犹如强敌入境，防御及抵抗无力，阵脚大乱。《灵枢·五绝》篇说："大气（大邪）入于脏腑，不病而卒死也"。仲景在其《金匮要略》中亦有"客气邪风，中人多死"之说。虽说机体的正气不虚一般不易发病，但强烈的邪气超过了机体正气的抗病能力，疾病的发生也就不可避免。突至的致病因素亦是导致急症发生的重要原因，犹如敌兵突至，猝不及防，必致溃乱。邪气的突然入侵机体，各防御系统未及动员起来，而气机已乱，所以预防急症的发生，除了保养正气之外，还当"避其毒气"。

2. 复杂的病理变化

临床常见急症除少数属于单纯的表、里、阴、阳、寒、热、虚、实外，大多数的急症都是复杂多变的，或表里同病，或寒热互见，或虚实错杂，或假象纷呈等，这些均是内在的病理变化所决定的。每一个急症都有自身的病理变化和演变规律，若根据常见急症的不同临床特点，分析归纳出其某一阶段相同的病机，可以起到执简驭繁的作用，也有利于从速治病求本。

如外感急症，多系感受邪毒所致，常有如下特征：多以发热为主症，并且表现在六经、卫气营血和三焦各个阶段；热甚必伤耗津液，寒盛必损伤阳气；邪毒炽盛，则入里迅速；由于邪毒内侵和正气耗损，故病程中多出现逆传、合并症和坏症；病邪的属性，在病发之初决定了病证的性质等。从而可以认为，外感急症都是邪毒与正气相搏的不同结果。其发展规律一般是按六经、卫气营血和三焦的传变规律而发展的，由表入里，由浅入深，由轻到重是外感病的共同发展趋势。其中邪毒致热致变，则是六经、卫气营血、三焦各个阶段相同的病机；邪毒内陷逆传，则是其病势转危的病理反映。

内伤急症多系内乱所生，常有以下特征：诸多内伤急症可概括为以脏腑、气血、阴阳失调所呈现的虚证和实证两大类；内伤急症所表现的寒象和热象，多因于虚，其寒或热为标，其正虚为本；因内伤急症多非外邪所致，故一般可无外感病的传变规律；内伤急症的轻重，主要取决于脏腑功能失调、气机逆乱和阴阳气血亏损的程度。从而可以认为内伤急症都是内环境平衡遭到严重破坏的结果。其发展规律一般是按五行生克或经络、腑脏的传变规律而发展的，其病机主要是虚实的转化，病由虚生，或由虚转实，或因实致虚而多表现为虚实错杂。

3. 危急的临床表现

急症的临床表现多来势急、病情重。其发病急骤（包括暴发性、急性、亚急性和慢性病的急性发作），病色鲜明（包括晦暗之色突然鲜明）或呈突然变化；形体不变或消瘦，或大肉在短时间内尽脱；或大热或大寒，或寒热交作；汗出如雨如珠如油；肢体灼热或厥冷；疼痛如绞如割如劈如刺，拒按拒叩；胸腹胀满，如塞如鼓；排泄之物（痰液、呕吐物、大小便等）酸臭腥腐胶粘，或出势如喷如溅；惊惕痉变，抽搐频繁有力或角弓反张；或大小便闭，或出血不止，或气壅气粗，或喘喝欲脱，或晕厥，或狂乱，或昏迷等。凡此种种，表现不一而危急则同。因此，临床上诊断辨证要迅速，抢救治疗要及时，方法措施要得力，方可转危为安，或转急为缓。

二、急症的发病

急症的发生，从发病学角度来看，同其他疾病（主要指慢性病）一样，皆是正邪在机体中相争、相搏的生理病理变化，不过急症相搏的比较激烈，变化比较迅速，故临床表现较危较急。

1. 正虚是急症发病的主要依据

在正邪双方抗争的过程中，正气的强弱具有举足轻重的地位，尤其是正气的急虚或极虚更是急症发病的主要依据。正如《素问·玉机真脏论》所言："急虚，身中卒至，五脏闭绝，脉道不通，气不往来，譬于堕溺，不可为期"。说明正气急虚是疾病致急致危的内在因素。所谓急虚，是指正气在短时间内急剧耗损；极虚，既可以是短时间内正气耗损过度，又可以是慢性病发展到一定程度，正气耗甚或将脱，此二者皆可使疾病发生突变而致急致危。这里的正气并非单指"气"，气、血、津液、精、阴、阳以及脏腑的功能活动，皆可视为正气，其中任何一种物质的亏少及任何一个脏腑的功能的减弱，皆可视为正气虚。正虚可使疾病致急致危，而危急之病证又是导致正气急虚（极虚）的主要原因，二者可互为因果。

2. 邪盛是急症发病的主要条件

在重视正虚在急症发病中主要作用的同时，也必需充分认识邪盛在急症发病中的重要作用。一般情况下强调"正气存内，邪不可干"，但在某些特定条件下，即使正气不虚，也同样可导致急症的发生。如《内经》所言的"疠大至，民善暴死"，"大气入于脏腑，不病而卒死"等，则是因疫疠之气导致了烈性传染病的发生，以及邪气的过强超量导致急危重症的发病。再有一些猝不及防的意外伤，诸如刀枪伤、烧烫伤、虫兽伤、跌仆伤、毒物伤等均是导致某些急症的常见因素。在内伤杂病急症中，还有一些代谢废物及病理产物的蓄留，常使某些疾病致危致变，诸如痰饮、瘀血、湿浊、废气、大小便等。这些物质在体内的过多、过久停留，也可视为邪，只是不同于外感急症的六淫邪毒、疫疠邪毒而已。这些物质既是病变过程中的产物，又是某些急症发病的重要因素，其在体内的停留主要是影响气机的通畅、气血的流通、气血津液的再生以及引起机体对毒物的吸收等，从而对脏腑器官乃至全身的生理活动产生阻碍及病理性损害。因此，这些废物的存留也是急症发病中不容忽视的重要因素。

总之，急症的发病，正虚是其主要依据，邪盛是其重要条件。一般情况下正虚起主导作用，在某些特定情况下，邪气也可成为主导因素。正虚可致邪入，且可表现为邪盛；邪盛则易入机体，损伤正气而导致正虚。因此，临床上急症可有以正气急（极）虚的表现为主者，有以邪盛的表现为主者，更有虚实错杂者。

第二节 急症的范围和分类

一、急症的范围

凡突发及凶险之病，或生死在反掌之间者，皆为急症。故急症的范围十分广泛，内科、外科、妇科、儿科、骨伤科、五官科等均可见到。所谓的急症，既包括有急重的"病"，如中风、中暑、关格、肠痈、急惊风、霍乱等，也包括有急重的"证"，如痉证、厥证、血证、喘证、产后血晕等，还包括急重的"症状"，如高热、昏迷、急黄、心痛等。临床上除各种意外伤、虫兽咬伤和急性中毒等急症外，其他常见急症都不是一个孤立的证候或症状，而是反映包括病因、病机、病性和正邪消长、阴阳变化等的具体疾病。

二、急症的分类

关于急症的分类，目前全国尚未统一的分类方法和标准，但根据临床情况，大致可有以下几种。按现行临床分科状况来分，则有内科急症、外科急症、骨伤科急症、儿科急症、眼科急症、耳鼻喉科急症等。按中医传统善论外感内伤来分，则可分为外感急症和内伤急症。按临床表现的急重程度来分，则可分为一般急症和特急症。所谓一般急症，是指发病急骤，但病情还不十分危险，短时间内不致丧失性命的急症而言，多指外感急症的初、中期及内伤急症和其他各科急症中的较轻者。所谓特急症，是指正气将脱，阴阳将离，即刻就可有生命之虞的急症而言，多指一般急症失治误治演变为特别危急的疾病，或突发及意外的急危重症。一般急症与特急症无绝对的界限，且二者可以相互转化。上述分类，从不同角度和侧面反映了急症的内在规律和特点，对临床救治急症有一定的指导意义。

第二章　中医急症学发展概况

第一节　中医急症学发展简史与经验特色

中医治疗急症有着十分悠久的历史，在长期同疾病作斗争的过程中，历代医家积累了处理急症的经验并总结完善了理论，从某种意义上讲，中医急症学始终代表着中医学的发展方向。其发展简史可概括为五个阶段。

一、中医急症学的起源和初步实践（远古~春秋战国）

根据考古学的研究，我国大约在 50 万年以前就有了人类。人类为了生存，在劳动和生活中要与野兽搏斗，同恶劣的自然环境（如严寒酷暑等）抗争，就不可避免地遭受创伤，产生疾病，而最能威胁人类生命的疾病是外科创伤、中毒、传染病等急症。因此，人类对疾病的认识可以说是从急症开始，也就最早产生了对急症的处理和治疗，即用植物（草药、树叶等）包扎伤口，拔去体内异物，压迫伤口止血等外科急症疗法；用药物内服治疗内科急症。由于商代发明了汤液，使得药物的疗效能迅速发挥出来，适应了一部分急症的治疗，而后酒剂的出现，又增加了某些药物的速效性。

石器时代已产生了按摩、导引等物理疗法。人类发明火以后，也就产生了火熨疗法。我们的祖先最早用砭石（石针）刺开排脓来治疗皮肤肌肉的脓肿，以后发展为骨针（兽骨）、青铜针、铁针、银针等，其治疗急症的范围也就随之扩大。到了春秋战国时期，人类对急症的治疗，已经从开始的本能反应发展到有意识地进行探索和治疗，尽管其方法还比较原始，但人们已知道并应用药物来治疗内科急症，用物理疗法来治疗外科急症。这一时期产生了颇具影响的代表医家扁鹊，他是一个内、外、妇、儿各科兼长的医家，对急症的诊断治疗尤为特长。如扁鹊的"入虢之诊"，认为虢太子的"暴死"只是一种尸厥（类似休克），并没有真正死亡，经他及其弟子用砭石、针灸、热熨、药物内服等综合方法救治，结果使虢太子"起死回生"。

这一时期的特点是：人们对急症从本能反应发展到探索研究，发明了处理急症的简单器械和治疗急症的综合疗法。

二、中医急症学辨证论治理论体系的形成（战国~三国）

随着人们对急症认识的不断深化，这一时期产生了至今仍影响着中医学的理论性著作

《黄帝内经》、《难经》及药物学专著《神农本草经》，特别是急症学专著《伤寒杂病论》。

《黄帝内经》是第一部比较系统论述急症的著作。本书概括地论述了急症的临床表现、病因病机及治疗大法，尽管其内容散见在各篇，但其论述面之广，说理之透是前所没有的。

《内经》中论述的急症有许多冠以"卒"、"暴"，以反映急症的突发性及危重性的特点。如"卒心痛"、"卒中"、"暴厥"、"暴胀"等，有一些直述其症状，如"痉"、"呕血"等以突出急症的主要表现。更为可贵的是对某些急症的论述已比较系统准确，如对真心痛的描述，"真心痛，手足青至节，心痛甚，旦发夕死，夕发旦死"。《内经》还将一些急症列专篇论述，如《厥论》、《举痛论》、《热论》等。

对急症的诊断，《内经》十分重视客观指征，在《脉要精微论》中明确提出望诊与切脉合参，这种方法最切实用，至今仍不失其指导意义。对病因的论述，《内经》强调了内因和外因，内因是正气"急虚"，外因是邪气过强（量），这种观点为急症急治从发病学上提供了理论依据。对急症病机的认识，《内经》认为主要是气机的严重失调。人所共知的病机十九条，其大半也是论述急症。对急症的治疗，《内经》已确立了一些基本大法，如《至真要大论》中"寒者热之，热者寒之"，"盛者责之，虚者责之"，是急症治疗中纠正阴阳偏颇，补虚泻实的重要原则。其他如"热因热用，寒因寒用"，"塞因塞用，通因通用"等也是急症治疗中的常用之法。特别是《标本病传论》中治分标本，更为急症临床的重要原则。其中诸多论述成为后世"急则治其标，缓则治其本"的理论渊源。

东汉名医华佗，精通内、外、妇、儿、针灸各科，是一位救治急症的高手。曹操的头风病经华佗针刺而疼痛立止；李将军夫人之死胎，被华佗诊明，且处以针、药而引下死胎；早在一千七百多年前他已能用中药全身麻醉，进行腹部手术，堪为世界外科手术抢救急腹症之第一人。

张仲景《伤寒杂病论》的问世，标志着中医急症辨证论治理论体系的形成，也成为第一部急症学专著。本书首创急症的辨病证纲领，以六经为纲辨外感急症，以脏腑为纲辨杂病急症，用平脉辨证和动态辨证的方法来辨识病证的阴阳、表里、寒热、虚实，明确了病证的病性、病位及邪正的盛衰，然后采用相应的治法和方药，使理、法、方、药浑然一体。书中对急症的辨证采用多元性辨证方法，每一篇章首先辨病，然后辨证，必要时辨症状，并将辨脉也贯穿于内，使立法有据，方由法出，故在急症的救治时，切合实用。书中重点对高热、昏迷、厥逆、谵妄、暴喘、出血、心痛、中风、急性腹痛、急黄、暴吐、暴利、妇女产后诸急等急症，从辨证、诊断到立法、处方、用药都提出了一套切实可行的基本方法。

《伤寒杂病论》创制了一大批治疗急症的方剂。如治疗乙脑的白虎汤，治疗肺炎喘咳的麻杏石甘汤、小青龙汤，治疗心律失常的炙甘草汤，治疗暴痢的白头翁汤，治疗消化道出血的大黄黄连泻心汤，治疗急性黄疸性肝炎的茵陈蒿汤，治疗胆道蛔虫症的乌梅丸，治疗急性阑尾炎的大黄牡丹皮汤等等，至今仍为抢救急危重症的有效方剂。此外，张仲景首先将心肺复苏术用于救治"自缢死"病人的经验载入书中："救自缢死……徐徐抱解，不行截绳，上下安被卧之，一人以脚踏其两肩，手少挽其发，常弦弦勿纵之，一人以手按居胸上，数动之，一人摩捋臂胫屈伸之。若已僵，但渐渐强屈之，并按其腹。如此一炊顷，气从口出，呼吸、眼开"。这种心肺复苏术，相当于现在的胸外按压、人工呼吸等措施。

这一时期的经验特色有二点：一是对急症进行了较为系统的理论研究，形成了较完整的治疗急症的理、法、方、药体系。二是处理急症的方法多样，处理急症的范围不断扩大，并且应用了颇具中医特色的急救技术。

三、中医急症学的全面发展（晋～元）

晋代葛洪所著的《肘后备急方》是继《伤寒杂病论》之后的又一急症学专著，也是第一部临床急症手册。本书对急症的治疗强调首重抢救，经急救处理病情转缓之时，即转入治本除根治疗。专病专方专药是本书的一大特色。如治疗黄疸，"方取小豆、秫米、鸡矢白各二分，捣筛为末，分为三服，黄汁当出，此通治面目黄"。再如用青蒿治疗疟疾，"青蒿一握，以水二斤，渍绞取汁，尽服之"。青蒿治疗疟疾为现代科技所证明，我国的药学专家们已从青蒿中分离出一种具有显著抗疟作用的青蒿素。再如书中记载抗疟药物应用最多的常山，也被发现其具有特效抗疟功能。用非药物疗法抢救急症是本书的又一特色。书中已记载许多抢救危急病人的急救技术，如创用口对口吹气法抢救卒死病人的苏复术，处理腹水的腹腔穿刺术，用桑皮线进行的肠缝合术，用竹筒（小夹板）固定骨折术等，这确实是对急救医学的伟大贡献。

隋代巢元方的《诸病源候论》是古代医籍中记载急症病名诊断较多（68种病名），所列急症病候最广（达300余条），对急症病机分析较详的医著，对急症病因病候学做出了贡献。

唐代孙思邈的《备急千金要方》和《千金翼方》记载了许多治疗急症的经验。特别是孙思邈非常重视医生的道德修养，《大医精诚》篇精辟地论述了作为医生应具备的道德、素质修养，治学和对待患者的态度。对急症的抢救强调"不得瞻前顾后，自虑吉凶，护惜身命"，应当"一心赴救"等，至今仍有深刻、积极的教育意义。

孙氏在其著作中列出27首专供急救的"备急方"。在救治卒死时，外用仓公散，内服还魂散，再配合针灸等方法，这种不同途径给药，不同治疗方法的综合治疗措施，大大提高了救治急症的疗效。在急救技术的应用上，孙氏也十分擅长，他是世界上第一个使用导尿术治疗尿潴留的医家。"以葱叶除尖头，内阴茎孔中，深三寸微，用口吹之，胞胀津液得通便愈"。孙氏的葱管导尿比1860年法国人发明橡皮管导尿早1200多年。

宋代急症学的发展有两大突出特点：一是对古代急症医著文献的整理与研究颇有成果，主要集中在对《伤寒论》的研究方面；二是急症方药的大发展，尤其是将中成药广泛地应用于急症临床当中。特别是《太平惠民和剂局方》用中成药治疗急症是空前的，它所收载的为常用有效方剂，如"至宝丹"、"紫雪丹"、"逍遥散"、"川芎茶调散"、"苏合香丸"等，多采用散、丸等剂型，易于制作，便于保存，服用方便，利用急症临时取用，故本书对后世影响巨大。

金元时期，出现了医学上百家争鸣的喜人景象，在急症学方面，从理论到实践都有新的创见，此间最负盛名的是刘完素、张从正、李杲、朱丹溪等人，故后世称其为"金元四大家"。刘完素倡"火热论"，着力研究火热病机，善用寒凉药物，为后世温病学的形成奠定了基础；张从正主攻邪，善用汗、吐、下三法，治病以驱邪为主，治疗急症属实者多有良效；李杲重脾胃，创补中益气汤、生脉散等名方，为后世救治急症属虚者开辟了先河；朱丹溪重阴虚，善用滋阴，研究急症病机力主气、火、痰、郁，对诸多急症详细论述，丰富了中医急症学内容。

这一时期的经验特色是：处理急症可用有特效的专方专药及中成药，用多种急救技术抢救急症，从理论到临床的不断创新是急症学乃至整个中医学发展的特征。

四、中医急症学的又一次飞跃（明～清）

明清时期，由于国际交往日趋频繁，许多新的凶险传染病，如鼠疫、白喉、霍乱等接踵传入，急症问题日趋严重，故这一时期的医学发展以急症为最快。因此中医急症学发展到明清时期又出现了一次大的飞跃，这以温疫学派的兴起和温病学派的形成为主要标志。

明代的吴又可研究温疫成就最大，著《温疫论》，他认为温疫之病因并非"六淫"所致，乃"戾气"所引起，其犯人的途径是"邪自口鼻而入"，其治疗主张急症急攻，"数日之法，一日行之"。在细菌和其他微生物被人类发现之前的二百余年，吴氏对传染病有如此深刻的认识和行之有效的治法方药，的确是了不起的，也是中医对世界医学的贡献之一。承吴氏之学者有清代的戴天章，著《广瘟疫论》，余师愚，著《疫疹一得》等，皆致力于传染病的研究，创清瘟败毒饮等名方，为治疗急性传染病做出了杰出的贡献。

清代的叶天士、薛生白、吴鞠通、王孟英诸家，着力研究温病，使温病学成为一门独立的学科，使急性传染病和感染性疾病有了一整套理、法、方、药，因其贡献巨大，故被后人尊为"温病四大家"。叶天士著《温热论》，创卫气营血辨证体系；吴鞠通著《温病条辨》，创三焦辨证体系；薛生白著《湿热条辨》，研究湿热之疾；王孟英著《温热经纬》、《霍乱论》，集温病学之大成。温病诸家对温热病中的多种急症，如高热、神昏、惊厥、斑疹、吐衄等的治疗，采用清热解毒、清气透营、清营凉血、解毒化斑、通络、开窍、熄风、固脱等一系列治法，创立银翘散、安宫牛黄丸、清营汤、加减复脉汤、大小定风珠等有效方剂，从而充实和发展了中医急症学的内容。

清代王清任所著的《医林改错》详论瘀血急症，提出了补气活血与逐瘀活血两大法则，并创制了许多急症名方，如补阳还五汤、急救回阳汤、血府逐瘀汤、通窍活血汤、身痛逐瘀汤等，目前仍为临床急症所常用。唐容川的《血证论》列多种出血证，并提出了止血、消瘀、宁血、补虚四法为"通治血证之大纲"。明清其他医家也都不同程度地对急症学做出了贡献。

这一时期的特色主要是：对传染病进行了深入系统的研究，并形成了完整的理、法、方、药体系，在当时处于世界领先水平。这说明医学家应根据时代需要和疾病谱的变化，决定其研究方向，不断创新，勇于实践，才能有所成就。

五、中医急症学的缓慢发展与全面振兴（清末～21世纪）

清末，由于统治阶级的腐败无能，帝国主义列强妄图瓜分中国，开始对中国进行武装的、经济的和文化的侵略，他们把医药作为文化侵略的手段。加之1822年清政府以"针刺火灸，究非奉居所宜"，在太医院取消针灸。1914年北洋军阀统治时期，教育总长汪燮主张废除中医学。1929年国民党政府召开第一次中央卫生委员会议，通过余岩等人提出的"废止旧医以扫除医事卫生之障碍案"。至1949年，限制、歧视中医的种种措施从未停止过，这对当时处于半封建、半殖民地、科学文化发展缓慢状况下的我国医药学，产生了极大的负面影响。

在西医广泛传播之时，中医受到摧残，西医对急症已形成较完整的诊断和处理措施时，中医仍停留在传统的治法和方药上，对急症的抢救方面，中医已明显落后于西医。但是，中医治疗急症渊源流长，在我国广大农村，许多危重疾病，仍有赖于中医药的治疗，许多简、便、验、廉的治疗方法，被乡村医生和群众所掌握并使其流传下来。

新中国成立以后，党和国家十分重视中医药的发展，中医药事业进入了快速发展的时期，但由于内外诸多因素的制约，中医急症学的发展仍然比较缓慢。进入 20 世纪 80 年代以来，中医急症学开始了全面振兴与发展。1983 年，卫生部中医司在重庆召开了全国中医院急症工作座谈会，专题讨论了如何开展中医急症工作，并提出了《关于加强中医急症工作的意见》。翌年，在全国组建了高热（分南、北组）、痛证（后分为心痛、急性腹痛两组）、厥脱、中风、血证和剂改攻关协作组，各地也成立了相应的组织。1986 年成立了国家中医管理局（1988 年改为国家中医药管理局），全国的中医急症工作有国家统一计划、组织，这种有领导、有组织、有计划、有目的在全国开展中医急症工作是前所未有的。

从 20 世纪六七十年代开始，已有一些有识之士着手于研制速效新中药，并有一些用于临床。到了 20 世纪 80 年代以后，中药的注射药、气雾剂、口服安瓿剂、合剂、冲剂、胶囊剂、片剂等大量涌现，为中医急症的临床救治提供了有力武器。随着中医急症工作的广泛开展，中医急症教育也逐渐普及，八九十年代，全国中医急症学习班开办 10 期，剂改班 2 期，成果推广班 1 期，一些省市也兴办了不同规模的急症学习班，培养了一批中医急症人才。1989 年张仲景国医大学率先开设中医急症课程，北京针灸骨伤学院等也相继开设此课，现在中医急症学已成为中医院校的正规课程之一，为中医培养了更多的急症人才。中医急症学专著的大量涌现和中医急症刊物的出版发行，一方面反映了中医急症学的成果，同时也在一定程度上推动了中医急症学的继续健康发展。

这一时期的特点反映在两个方面：一是 1949 年以前中医急症乃至整个中医学未能很好发展。二是新中国成立后，特别是 20 世纪 80 年代以后，中医急症学发展迅速，进入了全面振兴和不断创新时期。

第二节　中医急症学存在的问题与发展前景

一、存在的问题

客观地讲，中医急症学存在的问题有一定的历史原因。清末，由于统治阶级的腐败无能，帝国主义列强妄图瓜分中国，开始对中国进行武装的、经济的和文化的侵略。他们把医药作为文化侵略的手段，使西方医学在我国广泛地传播开来，对当时处于半封建、半殖民地、科学文化发展缓慢状况下的我国医药学，产生了一定的影响。加之 1822 年清政府以"针刺火灸，究非奉君所宜"为由，在太医院取消针灸；1914 年北洋军阀统治时期，主张废除中医学；1929 年国民党政府召开第一次中央卫生委员会议，通过"废止旧医以扫除医事卫生之障碍案"等，中医虽未被消灭，但确受到毁灭性打击。建国后，党和国家十分重视中医药，中医药事业才逐渐被重视起来，但就中医急症学而言，前景仍不乐观。

1. 认识上存在偏差

从外部来讲，中医在我国受到限制之时，西医药则在我国迅速发展，特别是对临床许多疾病的救治逐步形成了一套较为完整的处理方法，而中医在许多急救方面确实没能跟上时代的发展而落伍。所以人们普遍认为中医治慢性病、西医治急性病，习惯成为自然。诸多医生也逐渐丢掉了中医急救的经验，甘愿在慢性病中跋涉。

2. 临床上回避风险

从内部来看，中医界的元气未能恢复之时，缺乏"冒险"精神，见急症而退避三舍；早期中医院极少，有了中医院也不设急诊室，或设急诊室而不用中医药；中医医生在综合医院不值急诊班，抢救急危重症中医可不参加等。试想，中医不接触急症病人，如何谈得上发展急救医学？

3. 主观上思想保守

思想保守、固步自封也是阻碍中医急症学发展的重要原因之一。中医界不少人认为我们祖先留给我们的东西已经够用，没必要标新立异，不愿接受新知，偏面地强调继承。实际上若真正继承了历代医家的学术思想和经验的话，我们就会意识到中医能够解决急症，历代有所成就的医家也多以善治急症而闻名，那是因为他们并不满足于已有的经验，而是在前人经验的基础上不断探索，不断吸收新知，不断解决新问题的结果。

4. 临证时用药单一

中药新剂型的不足和给药途径的单一，是影响中医急症学发展的又一重要原因。过去用中药多以汤剂为主，辅以丸、散、膏、丹，多以内服为主，辅以膏药等外用。这种用药方法也能解决一部分急症，但确有很大的局限性。近些年虽有所改观，但从总体上看仍未能完全彻底解决这一问题。

二、发展前景

中医处理急症虽有种种局限性，但在某些方面，确有其独到之处，加之国家的重视，有识之士的努力，中医急症工作的全面开展，中医急症教育的普及，面向世界，面向未来，中医及中医急症学有着广泛的发展前景。

1. 中医急症理论有望获得突破

历代救治急症的经验和成果表明，只有用中医理论指导，只有在继承前人经验基础上有所创新，才能取得理想的效果。阴阳五行、脏腑经络、八纲辨证、卫气营血辨证、六经辨证、脏腑经络辨证等均是研究的重点，近些年出现的"寒温统一"、"截断扭转"、"多法联用"以及急症诊疗标准与常规的建立等，均已显示出突破传统理论的苗头。通过长期和大量的临床实践，研究和探索临床常见急症的辨治规律，结合现代科技手段，中医急症在理论上一定会有新的突破，从而促进临床急救医学的发展。

2. 综合措施的运用，传统与现代的结合

临床常见急症，大多起病急骤，变化多端，或虚实兼见，或寒热错杂，因此单纯的一法一方一药，或单用内服药物进行救治，很难快速取效，应当集各种治法之长，采取综合的抢救措施，方能迅速取效。内服与外治相结合，药物与非药物疗法相结合，将方药、针灸、推拿、情志等治疗手段有机结合起来，正确地运用到急症的救治当中，这是中医行之有效的经验，也是中医急症的发展方向。另外，传统的抢救技术和方法还要与现代的抢救技术与手段结合起来，如心肺复苏术、人工呼吸、气管插管、输液、氧疗等，这种中西医结合的方法确能提高疗效，所以是今后急症处理的必然趋势。

3.速效中药新制剂的广泛运用

　　长期以来，中医在遇到急症时，有许多情况是急不起来，无药可施。尽管历代治疗急症的理、法、方、药是很丰富的，但落后的剂型已不能完全适应当今的急症临床。改革中药剂型，研制适应急症临床的新制剂，已成为中医急症治疗的关键。近些年来，在中医理论指导下，应用现代先进工艺技术研制出了一批安全、高效、速效的新中药制剂，为中医急症的临床救治提供了有力的武器。如养阴针和增液针，既可作为救阴之剂，又可用为基础治疗；治疗休克的生脉针、参脉针（用于气阴两脱）、参附针、参附青针（用于阳气暴脱）；治疗高热昏迷的清开灵注射液、醒脑静注射液；治疗中风的脉络宁注射液、复方丹参注射液等。还有一些肌肉注射剂、气雾剂、片剂、冲剂等新中药制剂大量涌现。今后多样化、系列化的中药新制剂，多种途径给药，多种措施抢救的方法，一定会为常见临床急症的抢救做出较大的贡献。

第三章 常用传统急救方法

中医救治急症的方法很多，经验也十分丰富，有些方法对某些急症有立竿见影之效，有些方法可作为抢救急症的方法之一或辅助之法。本章主要介绍针灸、推拿、刮痧、拔火罐、擦牙、外敷法等，临床可根据实际病情进行合理选择。

第一节 针 灸 法

针灸法包括针刺法和灸法，是临床常用的急救方法。

一、针刺法

针刺法是医生用针具在病者特定穴位上进行针刺，以达治病目的的一种方法。针刺法简便易行，取效较快，适应于多种急症的抢救处理。针刺法包括指针疗法、放血疗法和刺法，刺法又包括点刺和针刺等。

1. 指针疗法

指针疗法是医生以指代针，在病人穴位及适当部位，运用点掐手法，达到治病目的的方法。此法在遇到急症病人而没有带针的情况下最为常用。如点掐太阳、合谷等穴治头痛；点掐人中、承浆、十宣等穴治突然昏倒；点掐内关、足三里等穴治呕吐。

2. 放血疗法

放血疗法是以三棱针或圆利针快刺某些穴位或体表脉络，放出少量血液，以治疗急症的方法。此法多用于高热、神昏、中风、诸痛等实热之证。如中风卒然仆倒，不省人事，牙关紧闭，两手握固，二便不通，脉弦滑，取十二井穴、金津、玉液放血一滴，以清心泻热，开窍醒神；再如夏秋之交常见的急性吐泻，脘腹绞痛，烦渴不安，肢冷转筋，可刺十宣、委中、尺泽出血以控制病势等。

3. 点刺疗法

点刺疗法是用锋利的小三棱针或粗钢针，在病人皮肤表面，末梢敏感部位和关节周围，轻浅地一点一点针刺，以达治病目的的方法。此法要求快、准、不痛，一点即起，再点再起。若靠近大血管部位，则应用左手将皮肤掐起，右手持针微斜迅速进行点刺。此法适用于神经性头痛、偏头痛、急性吐泻、急性淋巴管炎、牙龈炎等。

4. 针刺法

针刺法是用锋利的毫针，根据经络理论配穴，在病人有关穴位施以不同补泻手法，以达治病目的的一种方法。此法是临床最常用的方法，适用于多种急症。在针刺时，要注意以下事项：①要严格消毒，包括针具、针刺部位和医者双手，以免因消毒不彻底而引起感染。②要选择适当规格的医用针，弯针、锈针、针尖带钩者皆不可用。③找准穴位，注意进针深度和针刺方向，以免刺伤脏器和大血管。④凡大怒、大惊、过饥、过饱、过劳及酒醉时均不宜针刺。⑤对针刺出现的意外情况要及时处理。

二、灸法

灸法是用艾绒做成艾条或艾柱，直接放于穴位或间接以药物相隔点燃传温，以达治病目的的方法。艾灸法是常用的急救方法之一。

灸法具有温通经脉，散寒止痛，调和气血，回阳扶正，固脱救逆的作用。临床常用于一切寒性或虚寒性疾病，如呕吐、泄泻、脘腹疼痛、中风脱证等。灸法有直接灸和间接灸两种：直接灸多用艾条、艾炷（其中可加入一些中药粉）直接放置穴位上灸，一般以局部皮肤红润温热为度。间接灸多是先以姜、蒜、盐或药饼置于穴位上，再将艾炷放在上面点燃灸之，一般每次可灸 3～7 壮。

此外，还有一种针、灸合用的温针法，即先用毫针刺入穴位，"得气"后再在针柄上缠以艾绒，点燃后通过针体传温。此法兼取针、灸二法之长，临床多用于寒性或虚寒性痛证、呕吐、泄泻等。使用灸法应注意：①凡属热证、阳证者要慎用。②施灸时应有专人看护，避免烫伤病人。

第二节　推拿、刮痧法

一、推拿法

推拿法，又称推拿按摩法，是医者用手的不同部位和手法对病人的穴位或一定部位进行各种动作，以达治疗疾病目的的方法。推拿法具有调和气血、舒筋和络、驱邪外出等作用。适用于外感病、头身痛、脘腹痛等急症。

推拿有多种手法，有以手掌、手背交接处（小鱼际）做连续前后滚动的滚法；有用掌根、大小鱼际为枢机作直线摩擦的推法；有以拇指肚在穴位或特定部位上通过术者腕部的摆动和拇指关节的屈伸弹推之弹法；有用拇指与其他四指或用拇、中、食指拿捏患者肌肉，进行短时的提、拉、按后迅速放手的拿法；有以掌、指、肘在有关部位上按压的按法；有用掌面、指腹附着于推拿部位作环形运动的摩法；有以大鱼际、掌根作回旋揉动于推拿部位的揉法；有用指腹相对捻动推拿部位的捻法；有以双手托拿或握住关节两端作环转摆动的摇法；有用双手握住病人肢体远端，在拔伸的同时使肢体上下有节奏地抖动的抖法等。上述手法，可单独施用，亦可联合施用。施推拿法时要注意：①有严重皮肤病、皮损者，局部禁用推拿法；②孕妇及妇人经期，其腰、腹、臀部禁用推拿法；③饱食后勿按摩脘腹部；④按摩腹部要嘱病人先排尿。

二、刮痧法

刮痧法是我国从古至今民间常用的一种简易急救方法。是以铜钱、分币或瓷匙等物品刮擦患者皮肤的一定部位，至局部皮肤瘀紫充血，以达到治疗疾病的目的。此法具有解表清热，通畅气血，调和肠胃，驱邪外出的作用。适用于痧胀、中暑、呕吐、泄泻、脘腹痛、外感发热等多种急症。

施刮痧术时以铜钱、分币等物蘸麻油或清水，在患者颈、背、胸部及四肢等部位由上向下或由内向外用力均匀地刮，以局部出现暗紫色的条条痧痕为度。如头痛或喉痛，多取坐位；头晕眼花或脘腹疼痛，则取仰卧位；如肩、背、腰、骶等处疼痛，则取坐位或侧卧位。刮痧时应注意：①刮痧时不能来回刮，也不要由下向上刮。②用力应均匀，不能忽轻忽重，更忌用力过猛，以免刮破皮肤，造成感染。③刮痧后病人应注意保暖，安静休息。

第三节　拔火罐、擦牙、外敷法

一、拔火罐法

拔火罐法是用罐具（陶罐、竹筒、玻璃罐、广口瓶等）借火热排出罐内空气，造成负压，使之吸附于人体穴位上，达到治疗疾病目的的一种方法。也是我国民间常用的急救方法之一。本法具有祛风散寒、行气活血、消肿止痛等作用，适用于头身疼痛、咳嗽、哮喘、脘腹疼痛等多种内科急症。

将酒精棉球（或纸片亦可）点燃，在罐内快速闪动数次（也有将燃烧物投入罐内的方法），即将火罐迅速准确地罩于应拔罐的部位上，使火罐吸着于皮肤之上，10～20分钟后起罐，拔罐的局部皮肤充血隆起即可。拔火罐时应注意：①根据施术部位选择大小适宜的火罐，火罐边沿要平整光滑，不能有破损缺口。②拔罐的部位宜选择肌肉丰厚处为好。③起罐时以手按压火罐边沿的皮肤，使空气透入，火罐便自行脱落，切忌强力取下，以免损伤。

二、擦牙法

擦牙法也叫擦牙开噤法，是用中药擦拭患者的牙龈部位，以消除口噤不开的一种方法，也是中医常用的急救方法之一。此法多用于痉病、破伤风等出现牙关紧闭，口噤不开者。常用乌梅肉、南星、冰片、青盐、白矾等药物擦牙，痰涎可出，口噤可开。其开噤以后，则药物、饮食皆可从口而入。有些病人在开噤后当用多层纱布纳入上下齿之间，以防自啮其舌及两颊。

三、外敷法

外敷法是在病人体表的一定部位放置药物或其他物品，以达解毒、消肿、止痛、退热等治疗作用的方法，是中医处理某些急症的常用之法。

1. 药物敷

药物敷是用中药外敷而达治疗目的的方法。药物外敷是通过皮肤吸收，既可治疗局部病证，又可治疗内伤诸病。常用各种膏药或散药。所治急症有高血压、神昏、关格、癃闭、中风、泄泻、霍乱、哮喘等等。常用药物有大蒜、大葱、生姜、鲜公英、附子、麝香、吴萸、青黛、白芥子等。所用药物可单味应用，也可数药配合。常敷部位有脐、脐下、手足心、囟门、内关、俞穴等。

2. 冰敷法

冰敷法是中医的物理降温法，其中包括冷水敷、泥敷等法。此法多用于高热神昏、热毒炽盛及中暑、鼻衄等。《理瀹骈文》有"膻中放冰块"以退高热的记载；《儒门事亲》有"凡治火，莫如冰水"之说，有"以冷水拔其两手"治疗咽喉肿塞，浆水不下者，有"以井底泥罨心胸"治疗暴饮醉死者的记载。冰、冷水、井水、井底泥均属中医冰敷法的范畴。中医冰敷法较西医用冰袋的时间早得多，且方法多样，简便易行，值得继承和发扬。

3. 热水敷

用干净毛巾一条，热水半盆，用毛巾蘸热水拧干敷于患处，连敷数次，可以消炎止痛。适用于虚火牙痛，感冒头痛，手足冻伤，局部肿痛等。此外，还有治疗外伤性瘀血肿痛的热醋敷，治疗扭摔伤及关节肿痛的热黄酒敷等，亦可视为热水敷的范畴。

除上述中医简易急救方法外，在民间还有许多简易疗法，有待于进一步收集、整理和挖掘，如熏蒸法、外洗法、探吐法等等。这些方法简便易行，行之有效，便于普及，值得研究。上述诸法，可以单独施用，也可配合应用，有的用后病即痊愈，有的用后可变急为缓，再行辨证治疗。

第四章　常用急救技术

第一节　心肺复苏术

一、胸　按　压

胸按压主要引起胸内压力普遍性增高，促进血液流动，放松时使胸内压力下降，促进静脉血液流向右心，以达到维持有效血液循环的目的。

【适应症】

创伤、电击、麻醉、手术、药物过敏、心脏疾患等原因引起的心脏骤停。对心脏骤停，最好在心脏停跳后1分钟内施行心前区捶击。用拳底以中等击力，距患者胸壁20～30cm高度捶击胸骨中部，重复2～3次，无效即应放弃，改为胸按压。

【操作方法】

1．患者和术者的位置：患者仰卧于硬板床或地面上，抬高患者下肢，解开衣领、衣扣，术者高位站或跪于患者右侧方。

2．按压部位的确定：以剑突为定位标志，将食、中两指横放在剑突上方，手指上方的胸骨正中部位为按压区。

3．术者的姿势：术者将一手掌根部放在按压区，与患者胸骨长轴平行，另一手掌重叠放在前一手背上，并保持平行，两手指相互扣锁或伸展，但不应接触胸壁。

4．术者掌握的力度：按压时，肘应伸直，依靠肩和背部的力量，垂直向下用力按压，使胸骨压低约3～5cm，随后突然松弛（手掌始终与胸壁相贴）。

5．速率：80～100次/分钟。

6．质量保证：按压时应平稳、均匀、有规律。按压和放松时间大致相等。

小儿用单手按压，婴儿用拇指按压，按压频率与成人相同，婴儿按压深度低于2cm为宜。

按压有效的指标：①按压时能扪及大动脉的搏动，收缩压＞60mmHg。②患者面色、口唇、指甲、皮肤等色泽再度转红。③扩大的瞳孔再度缩小。④呼吸改善或出现自主呼吸，昏迷变浅。

【注意事项】

1．不要因听诊心脏、作心电图检查而频繁地停止按压。
2．遵循正确的操作方法，尽量避免如肋骨骨折、胸骨骨折等并发症的发生。

二、人工呼吸

现场抢救最简单的方法是口对口人工呼吸或口对鼻人工呼吸，目的是使病人恢复自主呼吸。

【适应症】

电击、溺水、休克及其他无自主呼吸的病人。

【操作方法】

在施行前首先要保持呼吸道通畅。病人仰卧，双肩垫高，解松衣领及裤带，挖出口中污物、义齿及呕吐物。

1．口对口人工呼吸：用一只手放在病人的额上，手掌用力向后压，使头后仰，以保持病人气道开放。并用这只手的拇指、食指捏紧病人的鼻孔，深吸气后用双唇包绕密封病人的口周，并均匀用力向病人口中吹气（吹气时间1~1.5秒），使病人的胸廓扩张，吹毕立即松开病人的口和鼻，让其自动呼气。每次松开时间要比吹气时间略长。

2．口对鼻人工呼吸：若病人牙关紧闭，或者操作者的口不能完全包绕病人的口周时，采用这种方法。用一只手掌压在病人的额前，使头保持后仰，用另一只手抬起病人的下颌，并使口闭合，接着深吸气，用双唇包绕密封病人的鼻周，再向鼻孔均匀用力吹气，频率同上。

若现场只有一个抢救者，则应胸按压4~5次，然后口对口或口对鼻吹气一次。如有两个抢救者，则一个负责胸按压，另一个施行口对口或口对鼻人工呼吸，两者要密切配合。现场有条件时，应作气管插管加压给氧，必要时施行气管切开术。

第二节　气管切开术

气管切开术可解除呼吸道梗阻，减少呼吸道死腔，便于痰液吸出、药物滴入及机械人工呼吸。

【适应症】

1. 各种原因如炎症、过敏反应、外伤、肿瘤、甲状腺手术后引起的急性上呼吸道梗阻。

2. 严重呼吸衰竭、无力咳嗽及排痰、重度昏迷及频繁抽搐呼吸道分泌物有可能引起窒息时。

3. 严重胸外伤、气胸、血胸引起通气功能障碍，呼吸道分泌物潴留时。

4. 呼吸肌麻痹出现呼吸困难时。

5. 某些手术后，如面部、颈部、口腔及喉咽部手术后，病人可能出现自主排出呼吸道分泌物困难时。

【禁忌症】

1. 颈前巨大甲状腺肿或腺瘤病人。

2. 颈前有感染灶病人。

【器具准备】

注射器和针头各一套，切皮刀及气管切开刀各一把，止血钳六把，甲状腺拉钩一对，有齿、无齿镊各一把，弯、直解剖剪各一把，合适的气管套一个，持针器，缝针，缝线，气管撑开器一把，治疗盘（碘酊、75%乙醇、棉签、胶布、1%～2%普鲁卡因溶液），吸引器，吸引管，氧气，照明设备等。

【操作方法】

操作前应向家属讲明病情及气管切开的必要性，并行普鲁卡因皮肤试验。

（一）常规气管切开术

1. 病人仰卧，垫高肩部，使头后仰（呼吸困难严重者取半卧位，切开皮肤后再头后仰）。

2. 颈前部常规消毒，铺巾。在正中线自甲状软骨上缘至胸骨上切迹，皮下注射1%普鲁卡因。

3. 用手固定喉及气管后，沿中线自环状软骨下缘至胸骨上切迹上 10mm 切开皮肤。

4. 切开并分离皮下组织，结扎血管，暴露颈前筋膜，并沿中线切开，分离甲状腺前肌群，用牵引器平均用力将分离后的组织拉向两侧，即可暴露气管。若甲状腺遮盖气管上端，可将其上推，如无效，可用羊肠线结扎后将其切断。

5. 暴露气管后，刀刃向上纵行切开第三、四气管环。用扩张器或血管钳撑开切口，清除气管内分泌物后放入合适的气管套管或带气囊气管套管（用于接人工呼吸机），如气管切口过小可适当延长，也可将已切开的软骨环切除部分，使其成圆孔。

6. 在切口缝合 1～2 针，套管口周围覆盖消毒湿纱布。将气管套管系带在颈后结扎，使套管固定。

（二）紧急气管切开术

适用于抢救Ⅲ、Ⅳ度喉阻塞病人。一般不强调一定要消毒或麻醉。术者左手捏住病人环状软骨，顺势将其两侧重要血管推向后外，右手持刀，自环状软骨下缘至胸骨上切迹在颈正中线一刀切至肌层，食指入内分离，显露气管，自第三、四气管环中间切开气管，刀柄扩张，迅速插入气管套管，妥善固定气管套管。

（三）环甲膜切开术

适用于抢救窒息危急状态的病人。术者摸清环甲间隙，颈前横行切开皮肤及环甲膜，刀柄扩张切口，插入合适的套管。但在48小时内应常规行气管切开，以免压伤喉骨。当无任何技术条件时，可在环甲膜处插入1~3根粗针头通气，急送医院做进一步处理。

【注意事项】

1．危急病人，以紧急切开气道为原则，可不麻醉，先切开气管后止血。或者先作环甲膜穿刺，保证气道通气后再作气管切开。

2．术后最好有专人护理。特别对昏迷、狂躁或小儿患者，谨防其自行拔管引起窒息。

3．术后禁用镇咳药与阿托品。

4．保持套管清洁和通畅。术后全部处理均应无菌操作。随时吸出气管分泌物，每次吸痰应更用消毒吸痰管。吸痰后滴入适量抗生素。内套管1~2小时清洁消毒一次。整套管每周更换一次，更换套管时，要作好气管切开准备，防止窒息发生。

5．病情好转稳定，呼吸平顺，吞咽良好，可拔管。拔管前先将气管套管口堵塞24小时，如无呼吸困难再拔管。拔管后切口不予缝合，消毒后盖上纱块，并用胶布固定，让其自行愈合。

第三节　吸　痰　术

通过吸痰术抽吸上呼吸道内分泌物，以维持呼吸道通畅。

【适应症】

1．各种疾患引起的咳嗽无力或咳嗽反射迟钝，不能将痰液咳出者。

2．全麻术后。

3．口腔疾患术后。

4．气管切开术后。

【器具准备】

电动吸引器一架，12~14号吸痰管数根，气管插管病人用6号吸痰管，生理盐水，弯盘，玻璃接管，开口器，镊子，压舌板及血管钳等。接通电源，打开开关，检查吸引器的性能是否良好，用等渗盐水试吸导管是否通畅。

【操作方法】

1．将患者头部转向操作者一侧并向后仰，昏迷病人可用压舌板将口启开。首先经鼻腔将吸痰管（颅底骨折者禁用）插入呼吸道，吸出咽喉及气管内分泌物，然后再由口腔两侧顺颊部插入，将口腔内分泌物吸尽。

2．气管插管或气管切开病人，可经插管内或套管内插入吸痰。

3．吸痰时，吸痰管应自下慢慢向上移，并左右旋转，以吸尽痰液。如痰液粘稠，堵塞导管不易吸出，可叩胸拍背，通过振动，促进痰液被吸出。

4．一次吸痰不应超过 15 分钟。吸痰后冲洗吸痰管，关上吸引器开关。

5．用盐水棉签清洁口腔，必要时观察口腔有无损伤。

【注意事项】

1．使用前检查吸引器是否良好。电动吸引器负压不应超过33.3kPa（250mmHg）。各管连接是否正确，吸气管与排气管不能弄错。

2．贮液瓶内液体不得超过 2/3，以免吸入马达内造成毁坏。

3．吸痰时须密切观察病情变化，特别应注意病人呼吸和心跳。

4．每次吸痰均应更换吸痰管。气管切开病人要注意无菌操作。

5．若无电动吸引器，可用 50ml 或 100ml 注射器连接吸痰管吸痰。紧急情况下可采用口对口吸痰法。

第四节　洗　胃　术

洗胃术就是将一定成分的液体灌入胃内，混合胃内容物后再抽出，如此多次反复，清除胃内毒物，或清洁胃腔，为胃部手术、检查作准备。

【适应症】

1．清除胃内各种毒物。

2．治疗完全或不完全性幽门梗阻。

3．急、慢性胃扩张。

【禁忌症】

1．腐蚀性胃炎（服入强酸或强碱）。

2．食管或胃底静脉曲张。

3．食管或贲门狭窄或梗阻。

4．严重心肺疾患。

【器具准备】

粗胃管或洗胃管，漏斗，50ml 注射器，开口器，舌钳，牙垫，压舌板，大量杯，水桶，塑料布或胶单等。

【操作方法】

洗胃法一般分为口服洗胃法与胃管洗胃法两种。口服洗胃法简单易行，适应于基层单位缺乏胃管洗胃条件，或发病人群较多，胃管洗胃一时无法满足者。其缺点是少数病人不易接受，且洗胃难以彻底，故在有条件的地方，多采用胃管洗胃。

（一）口服洗胃

对一般情况尚好，神志清楚，尚能合作的患者，可采用口服洗胃法。

病人坐在椅上，胸前围以防水布，频频口服大量洗胃液，随后用压舌板或筷子刺激其咽部，引起呕吐反射而排出胃内容物。如此反复，直至排出的洗胃液清净无味为止。

（二）胃管洗胃

如果病人不合作，或神志不清，或者口服洗胃失败患者，采用胃管洗胃法。

1．病人取坐位或侧卧位，胸前围以防水布，嘱病人张口，对神志不清或不配合者使用开口器。

2．术者左手固定患者下颌，右手将涂有石蜡油的洗胃管从口中插入。对于幽门梗阻或衰弱的病人可用普通粗胃管代替，由口腔或鼻腔插入。沿食管插入胃内（长度约 50cm），如能抽出胃内容物，或往胃管注入空气时在上腹部用听诊器能听到气过水声，则证实胃管已入胃内。若误入气管，常表现为剧烈咳嗽、呼吸困难等，则将胃管徐徐退出，重新插管。

3．固定胃管，将胃管末端的漏斗提高 50cm，将洗胃液慢慢自漏斗灌入，每次洗胃量 500ml 以上，将漏斗放低，利用虹吸原理，吸引出胃内容物。如流出不畅，可挤压胃管中部橡皮囊以增快流速。如此反复多次，直至胃内容物排尽，洗出液体与灌洗液体颜色一致。一般洗胃液不少于 3000～5000ml。

（三）常用的洗胃液

1．生理盐水或清水，适用于原因不明的急性中毒者。

2．1:5000 高锰酸钾溶液，适用于氰化物、巴比妥类、吗啡、士的宁等中毒者。有机磷农药 1605（对硫磷）中毒时，不宜用高锰酸钾，因能使其氧化成毒性更强的 1600（对氧磷）。

3．5％碳酸氢钠溶液，适用于有机磷类药物中毒者，但不宜用于敌百虫中毒，因敌百虫在碱性环境下可变成毒性更强的敌敌畏。

4．0.2％～0.5％鞣酸溶液或茶叶水，适用于重金属、生物碱中毒者。

【注意事项】

1．对昏迷病人、孕妇、心脏病人或体质衰弱者，宜用吸引器洗胃法或针筒洗胃法，即将胃管接上吸引器或注射器以抽取胃内容物（吸引器洗胃压力不宜过大，应保持在 100mmHg 以内，以免损伤胃粘膜）。

2．洗胃前取出义齿。

3．证实确在胃内才能操作。

4．中毒物质不明时，应抽取胃内容物送检，并先选用温开水或等渗盐水作洗胃溶液，待明确毒物性质后，再采用相应对抗剂洗胃。

5．在洗胃过程中病人感觉腹痛，且流出血性灌洗液或出现休克现象，应立即停止。

6．操作要轻柔、迅速，洗胃完毕，经胃管注入泻药，反折胃管后迅速拔出，以免吸入性肺炎及其他并发症发生。

7．每次灌入量以 300～500ml 为限，以免发生急性胃扩张，或吐出物引起吸入性肺炎。

8．洗胃、导泻后应作相应的解毒处理。

第五节　导　尿　术

导尿术是在熟知男女尿道解剖特点的基础上，遵循无菌操作原则，以一定的操作技巧，将导尿管经尿道轻柔地插入膀胱导出尿液的方法。

【适应症】

1．留取中段尿液，作标本检查或细菌培养。

2．休克、昏迷、大面积烧伤等危重病人少尿或无尿时准确记录尿量。

3．尿潴留。

4．测量膀胱容量、压力及检查残余尿量，注入造影剂或药物，探测尿道有否狭窄。

5．盆腔内器官手术前后。

【器具准备】

导尿包一套（导尿管一根，血管钳两把，弯盘，镊子两把，孔巾，纱布两块，小药杯内置棉球数个，石蜡油棉球瓶，试管），橡皮布，治疗巾，消毒剂（0.1%新洁尔灭），换药碗，无菌手套及指套，弯盘，胶布，便盆，线毯，引流瓶。尿培养时准备无菌培养试管、酒精灯及火柴。

【操作方法】

（一）女病人导尿术

1．向病人做好解释工作，取得病人的密切合作。

2．患者仰卧，脱去一侧裤腿盖在另一腿上，两腿屈曲外展，用盖被遮盖对侧大腿，臀下垫油布、治疗巾或中单，弯盘放至会阴部。

3．术者立于病人右侧，戴指套于左手拇、食指上，以协助暴露会阴部，右手持血管钳夹取换药碗内新洁尔灭棉球由内向外、自上而下消毒外阴，每个棉球只用一次，用过的棉球置弯盘内并移至床尾。

4．将导尿包置于病人两腿之间，依次打开，用0.1%新洁尔灭液浸湿棉球，戴无菌手套，铺洞巾，以左手拇、食二指分开小阴唇露出尿道口，再次用0.1%新洁尔灭棉球自上而下消毒尿道口与小阴唇，右手将涂有无菌润滑油之导尿管慢慢插入尿道，导尿管外端用止血钳夹闭，将其开口置于消毒弯盘中，约进入 4～6cm，松开止血钳，见尿液流出后再推进 1～2cm，将尿液引入弯盘内或留取中段尿标本于无菌试管中送检。

5．术毕将导尿管夹闭后再徐徐拔出，以免管内尿液流出污染衣物。如需留置导尿，则以胶布固定尿管，以防脱出，外端以止血钳夹闭，管口以无菌纱布包好，以防尿液流出和污染，或接上留尿无菌塑料袋，挂于床侧。

（二）男病人导尿术

1．患者仰卧，两腿伸直，将裤子脱至两膝上。用0.1%新洁尔灭棉球自尿道口向外旋转擦拭消毒皮肤。

2．术者戴无菌手套站于患者右侧，以左手拇、食指用纱布裹住阴茎，向后推包皮，露出尿道口。再次用新洁尔灭棉球沿尿道口从内向外依次消毒数次，并将阴茎提起与腹壁成钝角。右手将涂有无菌润滑油之导尿管慢慢插入尿道，导尿管外端用止血钳夹闭，将其开口置于消毒弯盘中，约进入 15～20cm，松开止血钳，见尿液流出后再推进 1～2cm，将尿液引入弯盘内或留取中段尿标本于无菌试管中送检。

3．术毕处理同"女病人导尿术"。

【注意事项】

1．严格无菌操作，预防尿路感染。

2．插入尿管动作要轻柔，以免损伤尿道粘膜，若插入时有阻挡感可更换方向再插，忌反复抽动导尿管。

3．选择导尿管的粗细要适宜，对小儿或疑有尿道狭窄者，导尿管宜细。

4．对膀胱过度充盈者，排尿宜缓慢，或间断放尿，以免骤然减压引起出血和晕厥。

5．留置导尿时，应经常检查尿管固定情况，有否脱出，必要时以无菌药液每日冲洗膀胱一次。每隔 5～7 日更换导尿管一次，再次插入前应让尿道松弛数小时。

第六节　静脉切开术与深静脉穿刺术

一、静脉切开术

静脉切开术在内科急危重症抢救中，是常用技术之一。

【适应症】

1．急需补液或输血而静脉穿刺有困难者。

2．需要比较长时间补液或输血，估计静脉穿刺不能维持过久者。

3．病员极度烦躁不安，静脉穿刺难以完成者。

4．某些特殊检查，如心导管及中心静脉压测定等。

5．某些大手术，术中需要保证输液、输血，静脉穿刺后难于固定，易于滑脱者。

【器具准备】

静脉切开包（内有手术刀、镊子、血管钳、剪刀、弯针、持针器、丝线、2ml 注射器及针头、纱布、无菌巾及洞巾等），无菌手套，带针座的硅胶管，输液装置，治疗盘，消毒盘，1%～2%普鲁卡因溶液，胶布等。

【操作方法】

操作前向家属讲明病情及静脉切开的必要性，并行普鲁卡因皮肤试验。

常选择内踝前方大隐静脉为切开部位，其次为正中静脉、贵要静脉等。现以大隐静脉切开为例说明操作步骤。

1. 病员取仰卧位，术侧肢体外旋以利暴露手术视野。

2. 以内踝上方约 3～5cm 处之大隐静脉为中心，行常规消毒。术者戴无菌手套，铺无菌巾及洞巾，以 1%～2% 普鲁卡因溶液作局部浸润麻醉。

3. 在内踝上方约 3～5cm 处之大隐静脉处施行手术，切口长约 1.5～2cm。

4. 用小弯止血钳分离皮下组织，剥离静脉，在静脉下穿过细丝线两根，结扎静脉远端，暂不剪断，以便安置导管时作牵引用，近侧端丝线暂不结扎。

5. 将静脉提起，在静脉上剪一"V"形口（认清内腔），用无齿镊夹起切口上唇，将连接于输液器上已排好空气的硅胶管或静脉套管针插入口内。

6. 观察液体输入如系通畅，局部无肿胀，则将近端丝线结扎，固定硅胶管或静脉套管针头于静脉内，剪短近端和远端结扎的线头。

7. 缝合切口，并覆盖纱布于切口部，再用绷带固定。

8. 输液完毕后抽出导管，局部加压，覆以无菌纱布，胶布固定。手术后 7 天拆除皮肤缝线。

【注意事项】

1. 切口不宜过大、过小或过深，以减少感染机会及避免伤及或切断血管。

2. 用钝器分离皮下组织，以减少组织损伤。

3. 用剪刀剪开静脉壁时，刀尖应斜向近心端，且不可太深，以免剪断静脉。

4. 注意无菌操作，慎防感染。套管针一般保留不超过 3 天，如系硅胶管最多可维持输液 5～7 天。如无禁忌，可每日定时用小量肝素液冲洗导管。

5. 有出血倾向、下肢有静脉血栓者属禁忌症。

二、深静脉穿刺术

Ⅰ 股静脉穿刺术

股静脉穿刺术常用于急救时作加压输液、输血或采取静脉血标本。

【穿刺部位】

股三角区。股静脉位于腹股沟韧带下方紧靠股动脉内侧。如在髂前上棘和耻骨结节之间作一连线，股动脉的走向和该线的中点相交。股静脉在股动脉的内侧。

【器具准备】

注射盘，10ml 或 20ml 注射器，针头，输液器或输液工具，药物等。

【操作方法】

1．病人仰卧，下肢伸直并略外展，局部常规消毒，铺洞巾。

2．术者洗手后用2%碘酊和75%酒精消毒手指，于股三角区扪及股动脉搏动或找髂前上棘与耻骨结节连线中点的方法作股动脉定位，并用手指加以固定。

3．右手持注射器，在腹股沟韧带下一横指股动脉内侧作穿刺，针头和皮肤呈直角或45°角，在股动脉内侧0.5cm处刺入，见抽出暗红色血，表示已达股静脉，固定针头。根据需要采取标本或注射药物。

4．抽血或注射完毕后，局部用无菌纱布加压止血。

【注意事项】

1．严格执行无菌操作规程，防止感染。

2．如抽出鲜红色血液，即提示穿入股动脉，应立即拔出针头，紧压穿刺处5～10分钟，直至无出血为止。

3．抽血或注射完毕，局部用无菌棉球或纱布压迫数分钟，以免局部出血或形成血肿。

Ⅱ　锁骨下静脉穿刺插管术

预计较长时间输液给药，但静脉穿刺困难者，除静脉切开术外，尚可采用锁骨下静脉穿刺。锁骨下静脉穿刺留置硅胶管，可保留时间较久。此方法适用于恶性肿瘤患者及休克病人需急行静脉输液输血，但静脉穿刺失败者。

【适应症】

1．用于病情危急患者，外周静脉塌陷而需加速补液时。

2．用于需长期静脉补充液体，施行高营养疗法者。

3．测定中心静脉压。

【禁忌症】

1．穿刺点周围皮肤有红肿、溃烂、瘢痕的患者不宜作锁骨下静脉穿刺。

2．躁动不安无法约束的患者、不能采取头低位的呼吸急促的患者和肺气肿患者，均不宜施行此术。

【器具准备】

周围静脉输液，另备1%普鲁卡因注射液、无菌手套、阔胶布（2cm×3cm）、火柴、酒精灯。无菌穿刺包：穿刺针两具（长约6.5cm，内径2mm，外径2.6mm），硅胶管两条（长25～50cm，内径1.2mm，外径1.6mm），5ml注射器两副，6号针头，镊子，纱布，洞巾，弯盘。治疗盘，消毒盘，输液器具及液体、药物等。

【操作方法】

操作前向家属讲明病情及静脉穿刺或插管的必要性，并行普鲁卡因皮肤试验。

1．病人采取仰卧头低 15°～30°位，使锁骨下静脉充盈，肩下垂，面向对侧。

2．常规消毒颈肩部，铺巾。于锁骨中点下方 1cm 处，用 1% 普鲁卡因溶液作浸润麻醉。

3．用 10ml 注射器接穿刺针，在局麻点进针，进达锁骨后方时，轻抽注射器活塞使呈负压，然后对准胸骨的颈静脉切迹上方，与胸壁呈 30°左右角度穿刺，这样可避免穿破胸膜。进针 3～5cm 即可见暗红色血液流入注射器内，然后使穿刺针尽量与锁骨平行，再进针 2～3mm 如抽吸仍有回血，则证明穿刺针在静脉腔内。

4．取下注射器，用拇指堵住针头，以免发生空气栓塞。待病人呼气时，把选好的硅胶导管或塑料导管迅速地经穿刺针送入锁骨下静脉至上腔静脉。但导管另一端必须连接一支有生理盐水的注射器，一边注射，一边插管。成人导管插入深度 12～15cm。

5．插管过程中，病人不作深呼吸，以防发生空气栓塞。放入适宜深度后，抽吸导管仍有血液顺利吸出，说明导管位置良好。退出穿刺针，立即接上平头针和输液管。

6．邻近穿刺点用丝线缝合皮肤一针，以固定导管。进针处以纱布覆盖，用宽胶布固定。

【注意事项】

1．预防感染。置管术前、术中、术后，必须严格执行无菌操作技术，输液瓶应密闭并定期更换。

2．锁骨下静脉与周围结构紧密结合，常保持扩张状态。因此，在更换针管接头或插入导管时，应嘱患者呼气或屏气状态，而且操作要迅速，以免静脉因吸入空气而发生空气栓塞。

3．硅胶管固定要妥善、牢固，严防滑脱、扭曲、折断。如需留置时间较久（2～4 周），每周更换敷料 3～4 次，保持局部皮肤清洁、干燥、密封。一旦发生感染，即须拔出硅胶管，并将其尖端 1cm 剪断作细菌培养。

4．防止硅胶管因血液凝固而阻塞，应经常保持输液通畅，且不可经硅胶管抽血、输血或血浆。

5．防止空气栓塞，避免硅胶管末端与空气相通。

6．密切观察有无气胸、液胸或血胸，并及时处理。

Ⅲ　颈外静脉穿刺插管术

【适应症】

1．需要长期输液而周围静脉不易穿刺者。

2．周围循环衰竭的危重病人，需测量中心静脉压，或静脉高营养输液者。

【器具准备】

同"锁骨下静脉穿刺插管术"。

【操作方法】

操作前向家属讲明病情及静脉穿刺或插管的必要性，并行普鲁卡因皮肤试验。

1．输液器挂于输液架上。

2．病人去枕平卧位，头后仰并转向对侧。婴儿及成人颈短者下垫一枕头，保持颈部后伸位置。

3．操作者站在穿刺部位一方，打开无菌穿刺包，戴手套，常规消毒局部皮肤，铺洞巾。

4．穿刺点选在下颌骨与锁骨上缘中点连线上 1/3 处。助手以指按压颈静脉三角处，使颈静脉充盈，静脉穿刺后连接输液装置。

5．若作静脉插管，用 1％普鲁卡因在预定穿刺点头端旁开 2mm 处行局部麻醉，用尖刀头（露出 3mm 尖头）在穿刺点上刺破皮肤，作引导，以减少皮肤阻力。术者手持穿刺针呈 45°角进针，入皮后呈 25°角沿颈外静脉方向穿刺，见回血，即用左手拇指按住针孔；右手拿硅胶管快速由针孔插入 11 ~ 12cm（同时放开按压针孔的左手），见回血即拔出穿刺针；静脉中硅胶导管接上输液装置进行输液，用阔胶布烘烤后距穿刺点 0.5cm 处固定硅胶管。穿刺处经消毒后盖无菌纱布。如需测中心静脉压，可将硅胶管接测压装置。

6．输液完毕，用 4％枸橼酸钠等渗盐水 1 ~ 2ml 注入硅胶管内，用无菌小塞塞住针栓，外套消毒橡皮管，再用安全别针固定在敷料上。

7．每天更换敷料，用新洁尔灭擦洗穿刺周围皮肤，如需再次输液，打开小塞，接上输液器即可。停止输液即拔管，拔管动作要轻柔，要避免折断硅胶管。长期置管者应接上注射器，边吸边拔，拔后穿刺点加压数分钟，避免空气进入静脉。穿刺口消毒，最后盖无菌纱布。

【注意事项】

1．硅胶管内如有回血，须及时用 4％枸橼酸钠等渗盐水冲洗，以免硅胶管被血块堵塞。

2．遇输液不畅，须考虑下列情况是否存在：①硅胶管弯曲，影响液体输入。②硅胶管滑出血管外。

3．拔管时，硅胶管末端接上空针筒，边抽吸边拔管，防止残留小血块进入而造成栓塞。

4．穿刺勿靠近内侧，以免刺伤颈总动脉。若错穿入颈总动脉时，应迅速拔出穿刺针，且用手指按压颈总动脉刺入处约 5 分钟，以防或减轻颈部血肿形成。

5．余与"锁骨下静脉穿刺插管术"同。

第七节　食道及胃底气囊压迫术

食道及胃底气囊压迫术利用充气的气囊分别压迫胃底和食管下段的曲张静脉，以达到止血目的，同时可行胃腔吸引、冲洗和注入止血等。

【适应症】

肝硬化门脉高压或其他原因的门脉高压症引起的食道、胃底静脉曲张破裂出血，经一般治疗、药物止血无效仍呕血不止者。

【器具准备】

三腔二囊管（仔细检查，使管处于完好状态，测试有无脱落、漏气，充气后膨胀是否均匀），50ml 注射器，血管钳，治疗盘，无菌巾，治疗碗，液体石蜡，悬吊绳及滑轮，500g 砂袋，血压表，胶布，地西泮针剂等。

【操作方法】

1. 应向病人作适当的解释，以求得病人的合作。

2. 患者半卧位或平卧位，头偏向一侧，先让患者慢慢吞咽 2% 利多卡因 10ml，以表面麻醉咽喉部，防止恶心呕吐，10 分钟后再慢慢吞入石蜡油 10ml。

3. 先在胃管、胃气囊、食道囊及病员鼻腔处涂以液体石蜡油润滑，病人头部后仰，术者将管通过鼻腔缓慢插入，管端至鼻咽部时，嘱病人作吞咽动作，使管顺利送入食管。若有恶心呕吐，可让患者作深呼吸动作。管至 65cm 处时停止插管，用注射器连接胃管，如能抽出胃内容物，则证实管端已达幽门部。用注射器向胃气囊注入空气 250～300ml，使胃囊充气膨胀，并用钳子夹住，以免漏气，再将管向外牵引，直至有弹性感为止，此表示胃气囊已压于胃底贲门部，并用重物牵引固定，以防止三腔二囊管再滑入胃内，同时向食道气囊注入空气 100～150ml，然后用钳子夹住此管，最后用注射器吸出胃内容物。

【注意事项】

1. 密切观察，防止病人因呕吐或囊上积液返流或气囊滑脱压迫气管及喉部而发生呼吸困难、窒息等。出现呼吸困难应迅速取下牵引物，气囊放气，将管子取出。

2. 一般三腔二囊管放置时间以不超过 72 小时为宜。气囊压迫时间，初压一般可持续 6～12 小时，最长可达 24 小时。如出血已停止，则每 4～6 小时放气一次，以免压迫部位因长期缺血坏死。

3. 放置时期应注意气囊漏气而致压迫止血失败，更应注意气囊脱出阻塞呼吸道引起窒息的可能。

4. 出血停止 24 小时后可取下牵引，食管和胃囊可完全放气，继续将三腔二囊管保留于胃内，再观察 24 小时，如仍无再出血，可嘱患者服用液体石蜡 15～30ml，然后抽空囊中气体，慢慢拔出三腔二囊管，切勿过猛，以免损伤食道粘膜。

5. 拔管后禁食 1 日。

第八节 穿 刺 术

一、胸膜腔穿刺术

胸膜腔穿刺术是为排除胸腔内积液、积气或为确诊而施行的一种手术。

【适应症】

1．为确定胸腔积液的性质进行诊断性穿刺。

2．穿刺抽液或抽气以减轻对肺脏的压迫，或抽脓液治疗脓胸。

3．胸腔内注射药物。

【禁忌症】

出血性疾病及体质虚弱或病情危重难以耐受者慎用。

【器具准备】

胸腔穿刺包，手套，治疗盘（碘酊、75％酒精、棉签、胶布、局麻药品），椅子，痰盂。如需胸腔内注药，应准备好所需药品。

【操作方法】

1．嘱患者取坐位面向椅背，两臂置于椅背上，前额伏于前臂上。不能起床者可取半坐卧位，患者前臂上举抱于枕部。

2．穿刺点选在胸部叩诊实音最明显部位进行，一般常取肩胛线或腋后线第7～8肋间，有时也选腋中线第6～7肋间或腋前线第5肋间为穿刺点。包裹性积液可结合X线或超声波检查确定，穿刺点用棉签蘸甲紫（龙胆紫）在皮肤上标记。

3．常规消毒皮肤，戴无菌手套，覆盖消毒洞巾。

4．用2％利多卡因在下一肋骨上缘的穿刺点自皮肤至胸膜壁层进行局部浸润麻醉。

5．术者以左手食指与中指固定穿刺部位的皮肤，右手将穿刺针的三通活塞转到与胸腔关闭处，再将穿刺针在麻醉处缓缓刺入，当针锋抵抗感突然消失时，转动三通活塞使其与胸腔相通，进行抽液。助手用止血钳协助固定穿刺针，以防刺入过深损伤肺组织。注射器抽满后，转动三通活塞使其与外界相通排出液体。

如用较粗的长穿刺针代替胸腔穿刺针时，应先将针座后连接的胶皮管用血管钳夹住，然后进行穿刺，进入胸腔后再接上注射器，松开止血钳，抽吸胸腔内积液，抽满后再次用血管钳夹闭胶管，然后取下注射器，将液体注入弯盘，记录或送检。

6．抽液结束后拔出穿刺针，覆盖无菌纱布，稍用力加压片刻，用胶布固定后嘱患者静卧。

【注意事项】

1．操作前应向患者说明穿刺目的，消除顾虑；对精神紧张者，可于术前半小时给地西泮10mg，或可待因30mg以镇静止痛。

2．操作中应密切观察患者的反应，如有头晕、面色苍白、出汗、心悸、胸部压迫感或剧痛、昏厥等胸膜过敏反应，或出现连续性咳嗽、气短、咳泡沫痰等现象时，立即停止抽液，并皮下注射0.1％肾上腺素0.3～0.5ml，或进行其他对症处理。

3．一次抽液不应过多、过快。诊断性抽液，50～100ml即可；减压抽液，首次不超过600ml，以后每次不超过1000ml。如为脓胸，每次尽量抽净。疑为化脓感染时，助手用无菌试管留取标本,行涂片革兰氏染色镜检、细菌培养及药敏试验。检查肿瘤细胞,需 100ml 以上,并立即送检。

4．严格无菌操作,操作中要防止空气进入胸腔,始终保持胸腔负压。

5．应避免在第 9 肋间以下穿刺,以免穿透膈肌损伤腹腔脏器。

6．恶性胸腔积液,可注射抗肿瘤药或硬化剂诱发化学性胸膜炎,促使脏层与壁层胸膜粘连,闭合胸腔,防止胸腔液重新积聚。具体操作:于抽液 500～1200ml 后,将药物(如米诺环素 500mg)加生理盐水 20～30ml 稀释后注入。推入药物后回抽胸液,再推入,反复 2～3 次后,嘱病人卧床 2～4 小时,并不断变换体位,使药物在胸腔内均匀涂布。如注入之药物刺激性强,可致胸痛,应在注药前给强痛定或哌替啶等镇静剂。

二、腹膜腔穿刺术

腹膜腔穿刺即用空心针或套管针刺入腹膜腔,抽取腹膜腔内液体进行检验或治疗。

【适应症】

1．各种原因不明的腹水或疑有腹腔内脏器破裂者,抽液作化验和病理检查,协助诊断。

2．大量腹水引起严重胸闷、气短等压迫症状,适量放液以缓解症状。

3．需人工气腹或腹腔内注射药物(如抗生素)进行治疗者。

4．诊断性穿刺以明确腹腔有无积血、积脓。

【禁忌症】

1．疑有较大的卵巢囊肿或多房性肝包虫病者。

2．妊娠中晚期。

3．腹腔慢性炎症广泛粘连或严重肠胀气者。

4．有肝昏迷先兆,躁动不安者。

【器具准备】

腹腔穿刺包,手套,治疗盘(碘酊、75％酒精、棉签、胶布、局麻药品)。

【操作方法】

1．术前须排尿以防穿刺损伤膀胱。

2．嘱患者坐在靠背椅上,衰弱者可取其他适当体位如半卧位、平卧位或侧卧位。

3．选择适宜的穿刺点:①脐与左髂前上棘连线的中、外 1/3 交点,此处不易损伤腹壁动脉;②脐与耻骨联合连线中点上方 1cm 偏左或偏右 1.5cm 处,此处无重要器官且易愈合;③侧卧位,在脐水平线与腋前线或腋中线之延长线相交处,此处常用于诊断性穿刺;④少量积液,尤其有包裹性分隔时,须在 B 超指导下定位穿刺。

4．常规消毒,戴无菌手套,盖消毒洞巾,自皮肤至壁层腹膜以 2％利多卡因做局部麻醉。

5．术者左手固定穿刺部位皮肤,右手持针经麻醉处垂直刺入腹壁,待针尖抵抗感突然消失时，示针尖已穿过壁层腹膜，即可抽取腹水，并留样送检。诊断性穿刺，可直接用 20～50ml 注射器及适当针头进行。大量放液时，可用 8 号或 9 号针头，并于针座接一橡皮管，助手用消毒血管钳固定针头，并夹持胶管，以输液夹子调整速度，将腹水引入容器中，记录并送检。

6. 放液后拔出穿刺针，覆盖消毒纱布，以手指压迫数分钟，再用胶布固定。大量放液后，需束以多头腹带，以防腹压骤降，内脏血管扩张引起血压下降或休克。

【注意事项】

1. 术中应密切观察患者，如有头晕、心悸、恶心、气短、脉搏增快及面色苍白等，应立即停止操作，并做适当处理。

2. 放液不宜过快、过多。肝硬化患者一次放液一般不超过 3000ml，过多放液可诱发肝性脑病和电解质紊乱；但在输入大量血清蛋白基础上，也可大量放液。

3. 放腹水时若流出不畅，可将穿刺针稍作调整或稍变换体位。

4. 术后嘱患者平卧，并使穿刺针孔位于上方以免腹水继续漏出。对腹水量较多者，为防止漏出，在穿刺时即应注意勿使自皮肤到壁层腹膜的针眼位于一条直线上，方法是当针尖通过皮肤到达皮下时后，即在另一手协助下，稍向周围移动一下穿刺针头，然后再向腹腔刺入。如仍有漏出，可用火棉胶布粘贴。

5. 放液前后均应测量腹围、脉搏、血压，检查腹部体征，以观察病情变化。

三、心包腔穿刺术

心包腔穿刺术常用于判定积液的性质与病原；有心包压塞时，穿刺抽液减轻症状；化脓性心包炎时，穿刺排脓、注药。

【适应症】

1. 大量心包积液或急性心包压塞，需进行引流放液者。

2. 诊断性穿刺，以明确心包积液性质，确定病因。

3. 拟心包腔内注射药物进行治疗者。

4. 已明确心包积液为炎性或化脓性病变，为减少心包粘连，预防发生慢性缩窄性心包炎而需反复抽液及心包腔冲洗者。

【器具准备】

心包腔穿刺包，余同"腹膜腔穿刺术"。

【操作方法】

1. 患者取坐位或半卧位，以手术巾盖住面部，仔细叩出心浊音界。

2. 穿刺点选择。常用心尖部穿刺点，据膈位置高低而定。一般在左侧第 5 肋间或第 6 肋间心浊音界内 2.0cm 左右，也可在剑突与左肋弓缘夹角处进针。

3. 常规消毒局部皮肤，术者与助手均戴无菌手套，铺洞巾，自皮肤至心包壁层以 2%

利多卡因作局部麻醉。

4．术者持针穿刺，助手以血管钳夹持与其连接之导液橡皮管。在超声显像指导下或心电监护下进行。心尖部进针时，应使针自下而上，向脊柱方向缓慢进入；剑突下进针时，应使针体与腹壁成 30°～40°角，向上、向后并稍向左刺入心包腔后下部。待针尖抵抗感突然消失时，示针已穿过心包壁层，同时感到心脏搏动，此时应稍退针少许，以免划伤心脏。助手立即用血管钳夹住针体固定其深度，术者将注射器接于橡皮管上，然后放松橡皮管上止血钳，缓慢抽吸，记取液量，留标本送检。

5．术毕拔出针后，压迫数分钟，盖消毒纱布，用胶布固定。

【注意事项】

1．严格掌握适应症。

2．术前须进行心脏超声检查，确定液平段大小与穿刺部位，选液平段最大、距体表最近点作为穿刺部位。

3．术前检查针头、连接橡皮管、注射器是否通畅或漏气。

4．术前应向患者做好解释工作，消除顾虑，并嘱其在穿刺过程中切勿咳嗽或深呼吸。术前半小时可服地西泮 10mg 或可待因 30mg。

5．麻醉要彻底，以免因疼痛引起神经源性休克。

6．抽液量第一次不宜超过 100ml，以后不宜超过 500ml。抽液速度要慢。

7．如抽出鲜血，应立即停止抽吸，并严密观察有无心包压塞症状出现。

8．取下空针前夹闭橡皮管，以防空气进入。

9．术中、术后均需密切观察呼吸、血压、脉搏等变化。

各　论

第一章　外感高热

　　高热是临床常见的急症之一，在一定程度上反映了疾病的严重程度、病情变化及发展情况，既是观察病情的一个重要指标，又是急需处理的危急病候。因外感邪毒所致，以体温升高（39℃以上）为主要临床特征，并可伴有恶寒、烦渴、脉数等临床表现者，称之为外感高热。

　　现代医学认为，致热原作用于体温调节中枢，或体温调节中枢自身的功能紊乱等原因，导致体温超出正常范围者称为发热。体温在 39℃～40℃之间者称为高热，体温若超过 40℃则称为超高热。引起高热的原因有感染、恶性肿瘤及结缔组织病三大类，其中以感染最为常见，本章所讲的外感高热主要是感染性高热。

【病因病机】

　　六淫邪毒或疫毒之邪侵入机体，人体正气奋而与之相搏，正邪交争于体内而发高热，或因热毒充斥体内而呈现高热。毒（邪）不去，则热不除，而变必生。从生理意义上讲，发热可以增强吞噬细胞的活力及肝脏的解毒功能，但持续的高热可对中枢神经、心血管、泌尿等系统造成损害，使机体内各种物质的代谢异常，发生诸多危候甚至死亡。

【诊断及鉴别诊断】

一、诊断

　　对外感高热患者应定时测量体温，进行记录。一般以测量口腔温度为主，但病情严重及昏迷患者，以测量直肠温度更为可靠。主要从临床表现、发病特点、病史及实验室检查几个方面进行综合分析，以便得出正确的诊断。

1. 临床表现

体温在 39℃以上，并持续数小时不退，或体温下降后，又逐渐升高，或伴恶寒、寒战、烦渴、舌红苔黄、脉数等。

2. 发病特点

起病较急，一般在 3 天以内；病程较短，一般在 2 周左右，传变迅速等。

3. 病史

详细询问起病的缓急及时间，发热的期限与程度，发热时的伴随症状等。了解传染病的流行史、接触史、预防接种史有助于急性传染病的诊断等。

4. 实验室检查

根据患者的临床表现及病史，进行必要的实验室检查。

（1）血常规：白细胞总数及中性粒细胞显著增高且核左移，有中毒颗粒，应考虑严重急性细菌感染，极度增高可见于白血病及类白血病反应。白细胞总数偏低者常见于某些病毒感染、伤寒、副伤寒、急性再生障碍性贫血等。有大量幼稚细胞多见于白血病、恶性淋巴细胞瘤等。淋巴细胞增多或出现异常淋巴细胞常见于传染性单核细胞增多症、结核病等。

（2）尿常规：任何病因所导致的高热，尿常规检查均可发现轻度蛋白尿，但如显著蛋白尿并伴有血尿或脓尿，则应考虑泌尿系统炎症、结缔组织疾病（如系统性红斑狼疮）、肾脏肿瘤等。

（3）细菌学检查：应常规做血液培养，必要时同时做骨髓培养，对伤寒、败血症、亚急性心内膜炎有重要诊断意义。还应针对某些病情的需要做痰、尿、大便、脓液等的培养。

（4）其他检查：可根据病情选择 X 线检查以及其他必要的仪器检查。

二、鉴别诊断

1. 与内伤发热的鉴别

内伤病以发热为主要临床表现时，需要与外感高热加以区别，具体内容见表 1。

表 1 外感发热与内伤发热鉴别表

	外感发热	内伤发热
病因病机	邪毒内侵，正邪相搏	气血阴阳亏损、失调
发热特点	多为持续性高热	多为间歇发热，热势高低不一
临床表现	可有恶寒，多伴烦渴，面赤，舌红苔黄，脉数有力等	多无恶寒，多伴形瘦体倦，面色少华或浮红，短气乏力，舌淡，脉数而无力等
发病特点	发病较急，病程较短	发病较缓，病程较长
病证属性	有外邪，多为实热证	无外邪，多为虚热或虚实错杂证

2. 不同热型的鉴别

在外感高热中有许多热型，每一热型所主病证也有所不同，也当加以区别。

（1）恶寒发热：其特点是恶寒与发热同时出现，热势不太高，多在 39℃左右，多见于卫表证。

（2）寒热往来：其特点是恶寒与发热交替出现，多见于伤寒之少阳证，温病之热入胆腑以及邪伏膜原、疟疾等病证。

（3）壮热：其特点是高热持续不解（体温多在 39℃～40℃之间），甚至超高热（体温超过 40℃），不恶寒反恶热，一日之内，波动甚小，多见于伤寒之阳明证，温病之气分证或气营两燔证。

（4）潮热：其特点是热势盛衰起伏有时，犹如潮汛一般有规律，热势较高，热退而不解，定时又复升高，多见于阳明腑实证、湿温病等。

（5）身热夜甚：其特点是白昼高热，夜晚热势更高，多见于热入营血之证。

【处理】

一、处理原则

对外感高热的处理原则是多法综合联用，多种途径给药，以求快速退热。多法综合联用是以中医各种理论（如伤寒、温病、内科学、外科学、妇科学、儿科学、针灸学等）为基础，把运用现代科学技术进行剂型改革取得的成果与传统的治疗特色有机地结合起来，并将现代医学的知识和手段为我所用的一种方法。许多成功经验及近年来的发展趋势证明，这种方法是提高疗效的重要措施。中医的、西医的、药物的和非药物的各种方法综合起来，根据病情需要，选用数种有效的方法联合应用，对外感高热进行急救治疗。

多种途径给药是指在辨证论治思想指导下，选用合适剂型，运用注射、口服、肠道、吸入、外用等多途径给药方法以尽快控制外感高热的方法。大量临床实践证明，多途径给药治疗外感高热，能使其疗程缩短、疗效提高。

二、急救措施

（一）一般处理

1. 对症处理

（1）卧床休息。

（2）补充液体。

（3）物理降温：最常用的方法是冷敷，用冷湿毛巾敷于前额部，或用冰袋或冷水袋置于枕、颈、腋窝、腹股沟部；用 50%～75%酒精擦拭胸、背、四肢等处。

（4）药物降温：解热镇痛药，如复方氨基比林，每次肌肉注射 2ml，或用安乃近，每次肌肉注射 1ml。口服可选用 APC、安乃近等药。若高热抽搐和超高热经上述治疗无效的患者，可用冬眠疗法：氯丙嗪与异丙嗪按 1mg/kg 体重计算剂量，一般肌肉注射，必要时静脉滴注或加大剂量。

2. 病因治疗

对已明确诊断者，应针对病因，选择有效药物，及时给予正确的治疗，这是处理外感高热的关键。关于每一传染性及感染性疾病的治疗原则和药物，详见相应的内科教材。

（二）中医治疗

1. 祛毒清热

（1）专方专药

①双黄连粉剂（二花、黄芩、连翘等）：功效清热解毒，用于卫、气分高热。每次 3g，溶入 5%葡萄糖液或葡萄糖盐水 500ml 中，静脉滴注。

②柴胡注射液（柴胡）：功效和解退热，适应于卫、气分高热。每次 4ml，肌肉注射，每 4 小时 1 次。

③荆防针（荆芥、防风、羌活、独活等）：功效疏风散寒退热，用于发热属风寒表证者。每次4ml，肌肉注射，4小时1次。

④清开灵注射液（黄芩、栀子、水牛角、胆酸等）：功效清热解毒，凉血开窍，适应于营血分高热，甚至高热神昏者。每次40~60ml，加入10%葡萄糖液500ml中，静脉滴注。

⑤犀角地黄口服液（水牛角、生地、白芍、丹皮）：功效清热解毒，凉血散血，适应于血分高热证。每次30ml，口服，每日2~3次。

（2）针刺退热：可针刺曲池、大椎，配合谷、内关、三阴交等穴，均用泻法。也可刺耳背静脉，使少量出血以退热。必要时进行穴位注射，用柴胡注射液分别注入双侧合谷、足三里等穴内，每穴用0.5~1ml，4~6小时1次，直至热退为止。

（3）滴鼻退热

①复方退热滴鼻液（二花、连翘、柴胡、青蒿等提炼而成的蒸馏液）：功效清热解毒，疏表退热，适应于卫、气分高热，主要用于小儿。每次每侧鼻腔滴3~4滴，每30~60分钟1次。

②清热宁滴鼻液（二花、连翘、大青叶、公英等提炼而成的蒸馏液）：功效清热解毒，常用于气分高热，小儿尤宜。每次每侧鼻腔滴3~4滴，每30分钟左右1次。

（4）灌肠退热

①清热灌肠汤（生石膏、连翘、赤芍、薄荷、荆芥、芦根等水煎取汁）：功效解毒清热，多用于卫、气分高热。每次200ml，保留灌肠30分钟，每2~4小时1次。等体温下降后，再视病情减少灌肠次数或停止灌肠。

②大黄枳实汤（生大黄、枳实、寒水石、山药、甘草水煎取汁）：功效通腑泄热，多用于气分热者。每次200ml，高位直肠灌注或保留灌肠30分钟，每2~4小时1次。

2. 养阴补液

外感高热急症，因感热毒之邪，最易耗伤阴津，故养阴补液亦为救治高热之重要措施之一。一般可多饮开水或糖盐水，西瓜汁、果汁等也可适量饮用。对阴伤重者当输液补充能量。

（1）10%养阴注射液或10%增液注射液（两药均由玄参、生地、麦冬配制而成）1000~2000ml静脉滴注，每日1次。

（2）10%葡萄糖液或5%葡萄糖盐水或林格氏液1000~2000ml，静脉滴注，每日1次。

附：【疗效评定标准】

一、痊愈

1. 热退身凉（一般感冒3日以内退净，特殊病种7日以内退净），且无反复。
2. 临床症状及体征消失。
3. 异常理化检查指标恢复正常。

二、显效

1. 高热已退，接近正常体温。
2. 主要症状大部分消失。
3. 异常理化检查指标接近正常。

三、有效

1．高热已退，但仍有反复。

2．主要症状部分消失。

3．异常理化检查指标有所改善。

四、无效

1．高热持续不退（一般感冒高热超过 3 日以上未退，特殊病种高热超过 7 日以上未退者）。

2．临床症状及体征无明显改善或加剧者。

3．异常理化检查指标经治疗无明显改善者。

鉴于外感高热所涉及的病种甚多，病情有轻重缓急之不同，病程有长短久暂之差异，故其疗效标准也不尽一致。具体疗效标准，则应根据不同病种而定。

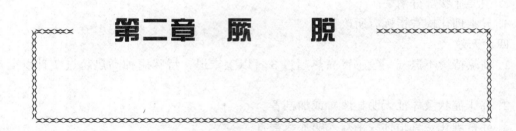

第二章　厥　脱

厥脱是临床常见急危重症，系厥证与脱证的合称，临床以面色苍白，四肢厥冷，大汗淋漓，尿量减少，神情淡漠或烦躁，脉微欲绝或散乱，甚至猝然昏倒，不省人事等为特点。与现代医学的休克相当。

休克是一种急性微循环障碍所致的临床综合征，是人体受到各种有害因素侵袭后引起的有效循环血量锐减，重要脏器及组织血液灌注严重不足，代谢紊乱，功能障碍，细胞受损的急性全身性病理过程。

【病因病机】

凡外感六淫，或邪毒内陷，或误食毒物，或汗、吐、泻太过，或大失血，以及跌打损伤，七情过激，饮食劳倦内伤，心之阳气衰微等原因，致使人体脏腑功能紊乱，气血津液失调，阴阳之气不相顺接，气机逆乱等，均可发为厥脱。阴阳气衰或阴阳之气不相顺接，不能畅达四末，以致肢体逆冷，是厥证之主要病机；元气衰竭，或阴损及阳，或阳损及阴，以致阴阳不相维系，阴阳欲绝，是为脱证的主要病机。

现代医学认为，休克是由于感染、失血、失液、心输出量锐减、过敏反应等原因致使机体组织有效循环血量骤降，微循环障碍，细胞缺血缺氧，重要脏器功能失常，代谢紊乱而发病。根据休克过程中微循环的改变，又把休克分为微循环缺血期、微循环淤滞期和不可逆期。

【诊断及鉴别诊断】

一、诊断

（一）病史

有引起厥脱的原因，如外感六淫，邪毒内陷，七情过激，失血失液，中毒，劳倦内伤等。

（二）临床特点

早期多见面色苍白，四肢发冷，心悸多汗，短气乏力，尿量减少，烦躁或淡漠，脉搏细弱，血压下降，重者见四肢厥冷，唇指发绀，呼吸短促，少尿无尿，昏不知人，脉微欲绝，血压不升。中医根据临床表现可将其分为厥证和脱证。

1. 厥证

厥证的共同特点为四肢厥冷，但又有寒热之分，热厥则并见发热，烦渴躁妄，胸腹灼热，溺赤便秘，便下臭腐，舌苔黄燥，脉数，属于阳证；寒厥则无热畏寒，神情淡漠，身冷如冰，尿少或遗溺，下利清谷，面色晦暗，舌淡苔白，脉微欲绝，属于阴证。

2. 脱证

脱证又分阴脱、阳脱和阴阳俱脱。阴脱即亡阴，其脉证与热厥有相似之处，但更严重，常见于热病过程中，以面唇苍白，发热烦躁，心悸气粗，大汗不止，口渴喜饮，尿少色黄，肢厥不温，脉细数或沉微欲绝为特征；阳脱即亡阳，多为亡阴之后演变而成，其脉证与寒厥相似而更严重，其除有寒厥的上述表现外，尚有大汗淋漓，二便自遗，目合口开，气促息微等表现；阴阳俱脱，乃厥脱之重证，多见神志昏迷，目呆口张，瞳仁散大，喉中痰鸣，气少息促，汗出如油，舌卷囊缩，周身俱冷，二便失禁，脉微欲绝。

休克的诊断，常以低血压、微循环灌注不良、交感神经代偿性亢进等方面的临床表现为依据。诊断条件为：①有诱发休克的病因；②意识异常；③脉细速，每分钟超过 100 次或不能触知；④四肢湿冷，胸骨部位皮肤指压阳性（压后再充盈时间大于 2 秒），皮肤花纹，粘膜苍白或发绀，尿量小于 30ml/小时或无尿；⑤收缩压小于 80mmHg；⑥脉压小于 20mmHg；⑦原有高血压者收缩压较原有水平下降 30% 以上。凡符合①，以及②、③、④中的二项和⑤、⑥、⑦中的一项者，即可成立诊断。

从临床角度按休克的病因和病理生理特点可将其分为：①感染性休克；②低血容量性休克；③心源性休克；④过敏性休克；⑤神经源性休克等类型。诊断时，及时明确休克的病因和病理生理类型对休克的处理至关重要。本章重点论述前四种休克的处理。

二、鉴别诊断

厥脱主要与闭证相鉴别。闭证以突然昏倒、不醒人事、牙关紧闭、两手握固、大小便闭为主症。闭证为邪实内闭，属实证，多因风、火、痰、热或挟痰湿上蒙所致。阴闭者多舌苔粘腻厚浊，脉沉滑而缓；阳闭者多舌苔黄厚腻，脉弦滑而数。

【处理】

一、处理原则

对本病的处理，应按中西医结合综合救治的原则进行。若厥脱并见者，当先救其脱，后治其厥，或厥脱并治。现代医学对各型休克的处理虽有其特殊性，但基本治疗原则大致相同，即：①及时迅速地就地就近组织抢救，避免远距离搬运；②立即静脉输液补充血容量；③选择应用血管活性药物；④病因治疗；⑤防治酸中毒；⑥糖皮质激素应用；⑦防治脏器功能不全等。

二、急救措施

各型休克一旦确立诊断，其共同处理措施包括以下几点：

（一）一般措施

取平卧位或头胸部及下肢均抬高 30°（休克位），或二者交替。注意保暖和安静。立即吸氧，保持呼吸道通畅，可用鼻导管法，氧流量以 2～4L/min 为宜，对缺氧或紫绀明显者可增加至 4～6L/min，必要时也可采用面罩给氧。尽快建立静脉通路，若静脉穿刺不成功，应迅速静脉切开输液，及时补充血容量。同时密切观察面色、血压、脉搏、呼吸、手足皮肤温度，准确记录尿量及尿比重。尿量是反映器官灌注是否足够的最敏感指标，所以休克病人应留置导尿管。若尿量明显减少，可能存在有效循环血量不足。若尿量增多，提示休克在向好的方向发展。

（二）病因治疗

是指针对休克的原发病进行治疗，这是治疗休克的关键，如果引起休克的原发病得不到有效控制，休克则难以纠正。具体措施详见各型休克治疗及其他相关教材。

（三）补充血容量

无论哪一类型休克，均有有效循环血量不足，所以应首先迅速补充血容量。

1. 常用液体

有晶体液和胶体液二类。前者常选生理盐水，平衡盐液，5％葡萄糖生理盐水，5％葡萄糖液等；后者有低分子右旋糖酐，中分子右旋糖酐，706代血浆，血浆，全血，白蛋白等。治疗休克时，使用晶体液与胶体液的比例通常以3:1左右较为合适。

2. 补液程序

原则是先晶体后胶体，如先给生理盐水或平衡盐液，继而输低分子右旋糖酐，出血性休克时再继以输代血浆、血浆或全血等。

3. 补液量和速度

用量应先多后少，速度宜先快后慢，力争在几小时内逆转休克。一般在头30～60分钟内快速输入液体500～1000ml，12小时内补入1500～2000ml，24小时内补入2500～4000ml（其中低分子右旋糖酐不宜超过1000ml）。病人有呕吐，腹泻，大汗，高热，失血，脱水等情况，应酌情增加输液量及输液速度；年老体弱，心、肾功能不全，以及心源性休克输液量应酌减。在快速大量补液过程中，除需密切观察循环血容量是否补足的指标（如下述）外，尚需密切观察两肺底是否出现湿罗音，以防补液过量引起左心功能不全及肺水肿。循环血量是否补足可参考下列指标：若患者口渴不减，外周静脉充盈不良，脉细速，收缩压＜80mmHg，脉压＜20mmHg，四肢湿冷，休克指数（即脉率÷收缩压）≥1.0，尿量＜30ml/小时，且比重＞1.020，则表明血容量尚未补足；若病人口渴解除，颈静脉充盈良好，脉搏有力而不快，收缩压≥90mmHg，脉压＜20mmHg，四肢温暖，休克指数在0.5左右，尿量＞30ml/小时，且比重＜1.020，则表明血容量基本补足。

（四）血管活性药物应用

合理适时地选用血管活性药物（包括血管收缩剂和扩张剂两大类），是抢救休克的重要一环。但扩血管药物使用的前提是补足血容量。常用的药物有：①多巴胺：是目前最常用的拟肾上腺素类升压药物，适用于各种类型休克，一般用量为20～100mg溶于5％葡萄糖液200～500ml中，以每分钟2～10μg/kg体重静滴，若提高滴速达每分钟20μg/kg体重以上时仍不能维持适当血压，可考虑改用或联用其他药物。②间羟胺（阿拉明）：是目前较常用的血管收缩剂。一般剂量为每次10～20mg，肌注，或20～100mg加于5％葡萄糖液100～500ml中静滴。适用于血容量一时不能补足的休克，常短时间应用。③酚妥拉明（苄胺唑啉）：为α受体阻滞剂，能解除微动脉痉挛，降低心脏后负荷，适用于低排高阻型休克。用量10～30mg加入5％葡萄糖液150～500ml内，以每分钟0.2～1.0mg速度静滴。常与多巴胺联用。④其他常用血管活性药物尚有去甲肾上腺素、硝普钠、硝酸甘油、多巴酚丁胺、山莨菪碱等，可根据病情选用。临床上血管扩张剂与收缩剂联用常起到相辅相成的作用，适用于多数休克病人。

（五）防治酸中毒

休克时因微循环障碍，组织缺氧，酸性代谢产物增多，故常有不同程度酸中毒。如经扩容及用升压药不能很快见效者，应考虑代谢性酸中毒的存在，可静脉滴注5%碳酸氢钠150～250ml。之后，根据病情和血pH或二氧化碳结合力测定（有条件者可做血气分析）结果，调整用量。

（六）糖皮质激素应用

糖皮质激素具有减轻毒血症，稳定细胞膜和溶酶体膜等作用，因此它在休克急救中有着重要意义。目前主要用于感染性休克、过敏性休克、心源性休克及某些顽固性休克病人。一般以短疗程大剂量为原则。地塞米松每天20～40mg或氢化可的松每天300～600mg静滴，疗程1～3天。

（七）防治脏器功能不全及弥漫性血管内凝血（DIC）

参见有关教材及有关章节。

三、不同类型休克的处理

（一）感染性休克

1. 控制感染，清除毒血症

（1）抗生素应用：是控制感染，抢救感染性休克的主要环节，应遵循"早期、广谱、足量、联合、静脉给药"的原则。在致病菌未查明前，可根据临床表现判断最可能的病原，若已知致病菌则应按药敏结果选用快速杀菌剂，避免用抑菌剂。同时，选用抗生素时应注意病人的肝肾功能状况及抗生素的药物半衰期。在未获病原学结果前，可参考经验用药方法（见表2）。

表2　　　　　　　　　　　感染性休克致病菌与抗生素的选择

可疑致病菌	首选抗生素	次选抗生素
金黄色葡萄球菌	邻氯青霉素、苯唑青霉素、头孢唑啉	红霉素，第二、三代头孢菌素
链球菌、肺炎球菌	青霉素、头孢呋肟	头孢唑啉，红霉素
粪链球菌	氨苄青霉素、头孢呋肟	
淋球菌	青霉素、第三代头孢菌素	红霉素
绿脓杆菌	氧哌嗪青霉素、庆大霉素、丁胺卡那霉素、第三代头孢菌素	环丙沙星、羧苄青霉素
变形杆菌	第三代头孢菌素、羧苄青霉素	
克雷白杆菌	头孢唑啉、头孢呋肟	庆大霉素
厌氧菌	甲硝唑、林可霉素	第三代头孢菌素
大肠埃希菌	氨苄青霉素、头孢唑啉、第三代头孢菌素	诺氟沙星、环丙沙星

（2）感染灶的局部处理：应尽早穿刺或手术，彻底清除病灶，如脓肿切开引流，急性梗阻性化脓性胆管炎的引流等。

（3）抗毒血清治疗和利尿、通便、血液净化等促进血中毒素排泄等手段，也是有效的方法。

2. 抗休克治疗

详见《急救措施》。另外，针对感染性休克，用纳络酮拮抗β内啡肽，降低心肌抑制因子等，而达到升压作用，剂量为0.4～0.8mg静注，继以1.2mg加于500ml液体中静脉滴注6小时。

（二）低血容量性休克

抗休克治疗详见《急救措施》，病因治疗见相关教材的有关章节，止血措施见第五章

《血证》。

（三）过敏性休克

1. 就地抢救

立即停用或清除引起过敏反应的物质。令病人平卧，松解领、裤等扣带。呼吸困难，上半身可适当抬高。如意识丧失，应将头部置于侧位，抬起下颌，以防舌根后坠堵塞气道；清除口、鼻、咽、气管分泌物，畅通气道，吸氧。

2. 使用肾上腺素

立即肌肉或皮下注射0.1%肾上腺素0.5~1.0ml，小儿每次0.02~0.025ml/kg体重。由药物引起者最好在原来注射药物的部位注射，以减缓药物扩散。如需要，可每隔5~10分钟重复一次。如第一次注射后不见好转或严重病例，可用肌注量的1/2~2/3稀释于50%葡萄糖液40ml中静脉注射。如心跳停止，可用0.1%肾上腺素1ml直接心内注射（有静脉通路时应静注），并行胸外心脏按压。

3. 建立静脉通路

立即建立静脉通路（可建2条），用地塞米松10~20mg或氢化可的松300~500mg加入5%或10%葡萄糖液500ml中静滴，或先用地塞米松5~10mg或氢化可的松50mg静注后继以静滴。支气管痉挛致呼吸困难者，可用氨茶碱0.25g稀释于25%葡萄糖液20~40ml中缓慢静脉注射。

4. 补充血容量

详见《急救措施》。注意输液不宜过多过快，以免诱发肺水肿。

5. 保持呼吸道通畅

严重喉头水肿有时需行气管切开术，严重而又未能较快缓解的气管痉挛，有时需气管插管和辅助呼吸。

6. 升压药物应用

经上述处理，血压仍低者，应给升压药物。常用间羟胺10~20mg或多巴胺20~40mg静脉或肌肉注射，或用较大剂量加入液体中静滴。

7. 加用抗组织胺药物

如异丙嗪25~50mg肌注或静滴，或用10%葡萄糖酸钙10~20ml加等量25%葡萄糖液稀释后缓慢静注。

8. 防治并发症

过敏性休克可并发肺水肿、心跳骤停或代谢性酸中毒等症，应予积极治疗。

9. 特殊治疗

（1）青霉素变态反应者可于原来注射青霉素部位注射青霉素酶80万U。

（2）链霉素变态反应者首选钙剂，可用10%葡萄糖酸钙或5%溴化钙10~20ml缓慢静脉注射，30分钟后如症状未完全缓解，可再给药一次。

（四）心源性休克的处理

心源性休克的基本处理方法详见《急救措施》各型休克的共同处理措施。现就有关治疗措施作如下补充。

1. 止痛

因剧烈胸痛可诱发、加重休克，可用吗啡3mg，缓慢静脉注射，静注后如对呼吸及血压无明显影响，而胸痛仍未缓解者，20～30分钟后可重复应用。

2．尽快心电监护

一旦确立诊断应连续24～72小时心电监护，若无此设备，应定期做心电图检查。

3．纠治心律失常

伴有显著心动过速或心动过缓的各种心律失常均能加重休克，需积极应用药物，电复律或人工心脏起搏等予以纠治或控制。参见内科学教材。

4．洋地黄及其他正性肌力药物的应用

急性心肌梗死并发心源性休克时，多认为心肌梗死前24小时内宜避免使用洋地黄，只在伴发快速心房纤颤或室上性心动过速以及心脏扩大、心力衰竭时方有应用价值，且剂量应为常用量的1/2～1/3。其他正性肌力药物常用多巴酚丁胺，该药治疗休克作用较弱，与多巴胺合用可增强疗效。

5．血管活性药物选择

（1）多巴胺：常作为首选药物，以升高收缩压与平均动脉压，改善重要器官与冠脉灌注。临床应用时应从小剂量（每分钟2μg/kg体重）开始静滴，逐渐增加剂量，使收缩压保持在90～100mmHg，当血压迅速下降时，可用5～10mg静脉注射。当机体对常用剂量（每分钟2～10μg/kg体重）多巴胺无反应时，可谨慎地试用大剂量。

（2）间羟胺：在休克血压急剧下降，用多巴胺不能维持血压的情况下可短时间少量应用。间羟胺10～20mg，溶于5%葡萄糖液100ml内静滴，必要时可增加剂量，紧急时也可以5～10mg静脉注谢。

（3）硝普钠：是治疗心源性休克最常用的血管扩张剂之一。临床应用时，应从小剂量（10～15μg/min）开始，在严密监测下逐渐增加剂量。常用剂量为40～100μg/min。用药时，一般会出现不同程度的血压降低，多需与多巴胺合用，以维持一定的冠脉灌注压。二者合用时，常根据临床症状、血压、末梢循环、尿量、肺部罗音、胸部X光片等情况，适当地增减前者和（或）后者的用量。合并肺水肿时常加用呋塞米（速尿）等。

（4）硝酸甘油：扩张静脉系统，降低心脏前负荷，降低心肌耗氧量，改善心肌血供。开始剂量10～15μg/min，每5～10分钟增加10μg/min，直至疗效良好或收缩压下降至90mmHg或下降了15mmHg以上。

6．其他

机械辅助循环（包括主动脉内球囊反搏、体外反搏、经皮体外循环装置等）和急诊血运重建（包括溶栓治疗、经皮穿刺冠状动脉腔内成形术、冠状动脉旁路移植术等）是急性心肌梗死并发心源性休克的重要治疗手段，若有条件，应积极选择使用。

四、中医治疗

中医治疗休克作为西医疗法的补充，有时可发挥不可替代的作用，现介绍如下。

（一）针灸疗法

选用人中、足三里、内关、十宣、合谷、涌泉等穴，强刺激，不留针。十宣常用放血法。身热加大椎、曲池。

或选用人中、素髎、神阙、气海、关元、百会、涌泉、内关，针用补法，加灸气海、神阙、关元各15分钟。

耳穴可选心、皮质下、神门、脑点、交感、肾上腺、内分泌等，每次2～3穴，强刺激，留针 3 分钟。

（二）静脉给药

1. 参麦注射液或生脉注射液

参麦注射液或生脉注射液 50ml 溶于等量的 5% 或 10% 葡萄糖液中静注，每 30 分钟一次，血压回升后改用本品 100ml 加入 5% 葡萄糖液 250ml 中静滴维持。适用于气阴两亏者。

2. 人参注射液

人参注射液 20～40ml 缓慢静脉注射，继以 50～100ml 加入 5% 葡萄糖液 250ml 中静滴。适用于气脱者。

3. 参附注射液

参附注射液 20ml 加入 25% 葡萄糖液 40ml 中静注，继以 50～100ml 加入 5% 葡萄糖液 250ml 中静脉滴注。适用于阳气暴脱者。

4. 参附青注射液

参附青注射液（上海曙光医院研制，由人参、附子、青皮组成）10ml 加于 25% 葡萄糖液 20ml 中缓慢静注，血压上升后，继以 60～100ml 加入 5% 葡萄糖 500ml 中静滴。适用于阳气虚脱，血压不升者。

5. 心脉灵注射液

心脉灵注射液（由人参、附子、干姜、甘草、猪胆汁组成）20～40ml 加入 5% 葡萄糖液 500ml 中静滴，视病情可重复使用。适用于阳虚者。

6. 强心灵注射液

强心灵注射液（夹竹桃提取物制成）0.125～0.25mg 加入 50% 葡萄糖液 40ml 静注。适用于心源性休克心率偏快者。

7. 清开灵注射液

清开灵 20ml 加入 10% 葡萄糖液 40ml 中缓慢静注，每日 3～4 次，或用 80ml 加入 5% 葡萄糖液 500ml 中静滴，每日 1～3 次。适用于热厥神昏者。

8. 牛黄醒脑静注射液

牛黄醒脑静 20ml 加入 25% 葡萄糖液 40ml 缓慢静注，每日 3～4 次，或用本品 40～60ml 加入 5% 葡萄糖液 250ml 中静脉滴注。适用于热厥神昏者。

9. 枳实注射液

枳实注射液 5～10mg 加入 25% 葡萄糖液 20ml 中，缓慢静注。适用于血压不升者。

10. 养阴注射液或增液注射液

10% 养阴注射液或 10% 增液注射液 1000～2000ml 静脉滴注，每日 1 次。适用于低血容量性休克。

临床可根据病情，选用上述中药新剂型 1～2 种，但需明白，中医治疗休克，重在辨证论治，如有人观察参附青注射液"对阳气暴脱有效率达 95%，而真阴耗竭者有效率仅 31%"。因此，在辨证论治上下功夫，是掌握中医药抗休克疗法的根本所在。

第三章　暴　喘

暴喘是指由肺气壅痹而引起的急性呼吸功能异常综合征，临床以突发呼吸急促，鼻翼煽动，张口抬肩，胸闷痰壅，甚至口唇和爪甲青紫，大汗淋漓，烦躁不安，不能平卧等为特征。属于内科急危重症，发病急，病情重，如不及时抢救，常常危及病人生命。暴喘与现代医学的急性重症哮喘、急性左心衰竭、呼吸窘迫综合征等相当，本章主要论述前二者。

急性重症哮喘是指急性发作，以严重的呼吸困难为主要临床表现，常规治疗无效的重症支气管哮喘。患者的动脉血氧分压急剧下降，二氧化碳分压正常或升高，肺功能减损明显。

急性左心衰竭是指由于急性左心病变引起心排血量急骤降低，导致组织器官灌注不足和急性肺循环淤血的临床综合征。临床以呼吸急促、强迫坐位、面色灰白、发绀、大汗、烦躁、咳嗽、咳粉红色泡沫痰等为特征。

【病因病机】

暴喘有多种致病原因，可由温毒侵袭，壅阻于肺，肃降失常而发；可因跌仆外伤，脏腑受损，气机升降失常，肺失宣降而起；或素有喘疾，复感六淫，外邪与宿疾搏结于肺，气道受阻而病；或素有痰瘀留滞心脉，加之劳倦、受寒、伤食、七情过激等，致心脉瘀阻，心气衰竭，逆气乱于胸中，猝发喘促；久病正气虚衰，或大失血、失液、气阴两竭，致肺气衰败亦可发为暴喘。

重症哮喘的发生，主要由呼吸道感染，尤其是病毒感染未得到控制；抗原或刺激性物质持续存在或突然大量侵入；长期应用糖皮质激素过早或突然减量或停用；长期单独使用肾上腺素类药物包括异丙基肾上腺素、肾上腺素，各种短效 β 受体激动剂，使 β 受体功能下降，加重气道炎症和高敏状态；中度哮喘发作未得到及时有效处理；精神过度紧张；缺氧和二氧化碳潴留所致酸中毒等因素均可引起广泛性支气管平滑肌痉挛，支气管粘膜炎症、水肿和气道内粘液栓形成，造成管腔狭窄，气道阻力增加，吸多呼少，肺泡过度充气，肺功能严重受损，导致重症哮喘。

急性左心衰竭常由急性弥散性心肌损害（如急性广泛性心肌梗死、急性心肌炎等）、急性心脏压力负荷过重（如严重瓣膜狭窄、严重高血压等）、急性容量负荷过重（如急性心肌梗死时的乳头肌功能不全或断裂、腱索断裂引起的急性瓣膜功能障碍、输血输液过多过快等）、急性心室舒张障碍（如急性大量心包积液或积血引起的心包填塞、缩窄性心包炎等）等病因引起心输出量显著急骤减少，肺循环淤血及组织器官灌注不足而发病。常见诱因尚有各种感染、情绪激动、过度劳累、气候突变、外伤或手术、妊娠分娩、药物使用不当等。在基本病因存在的前提下上述诱因均可诱发急性左心衰竭。

【诊断及鉴别诊断】

一、暴喘的诊断

1. 病史及诱因

起病急骤，有引起暴喘的病因和诱因。

2. 临床表现

呼吸喘促，呼吸频率＞30 次/分钟，气粗息高，鼻翼煽动，张口抬肩，喉中痰鸣，不能平卧，大汗淋漓，唇面、爪甲青紫，烦躁不安或恐惧，甚至意识模糊或昏迷，舌质紫暗，脉数疾或脉微欲绝。

3. 相关疾病的鉴别诊断

应与创伤引起的开放性气胸和自发性气胸相鉴别。气胸亦为突发喘促，状如暴喘，但病史多可提示，胸部 X 线检查有助鉴别。

二、重症哮喘的诊断

1. 病史及诱因

有支气管哮喘病史及引起重症哮喘的病因。

2. 临床表现

（1）症状：呼吸短促，喘鸣，多呈端坐前弓位，一口气不能完成一句话，常有焦虑或烦躁，大汗淋漓，口舌干燥，痰液粘稠不易咳出。

（2）体征：呼吸浅快（≥30 次/分钟），胸廓饱满，双肺满布哮鸣音（当患者衰竭而无力呼气时，哮鸣音反而减弱甚至消失），出现三凹征，紫绀，心动过速（≥120 次/分钟），奇脉，皮肤弹性降低等。

三、急性左心衰竭的诊断

1. 病史及诱因

有心血管疾病史及引起急性左心衰的病因和诱因。

2. 临床表现

临床突发严重的呼吸困难，呼吸频率达 30～40 次/分钟，强迫坐位，面色灰白，发绀，大汗，烦躁，或有濒死感，频繁咳嗽，咳粉红色泡沫痰或有白色泡沫痰自口鼻外涌。早期血压可一度升高，若病情不能及时控制，继之血压下降。听诊两肺满布湿罗音和哮鸣音，心尖部第一心音减弱，心率明显增快，有舒张早期奔马律，肺动脉瓣区第二心音亢进。X 线检查示支气管和肺血管影增粗，因肺泡水肿可见双侧肺门附近云雾状阴影。

四、鉴别诊断

重症哮喘的发作有时需与喘息型慢性支气管炎、气管支气管异物吸入、肺及纵隔肿瘤压迫气管支气管、气胸、肺栓塞、肺间质水肿及左心衰所致的心源性哮喘等鉴别。急性左心衰竭有时需与支气管哮喘、非心源性肺水肿、自发性气胸等相鉴别（详见相关教材）。

【处理】

一、处理原则

应争分夺秒，中西医结合综合救治。西医治急治标为主，中医辨证选药用针为辅。急性重症哮喘的处理原则是：尽快缓解气道阻塞，纠正低氧血症，恢复肺功能，终止发作，控制感染，防治并发症。急性左心衰竭的处理原则为：减轻心脏负担，增加心输出量，缓解肺淤血和肺水肿，改善和维持组织供氧。

二、急救措施

（一）急性重症哮喘的处理

1. 氧疗

一般给予鼻导管或鼻塞法持续吸氧，给氧浓度应依据有无二氧化碳潴留而定。急性哮喘发作时，患者因呼吸中枢兴奋性增强而过度通气，二氧化碳分压（$PaCO_2$）正常或减低，吸氧浓度可予 30%～50% 或不受限制。哮喘发作严重，出现明显二氧化碳潴留时，氧疗浓度过高可导致呼吸中枢抑制，使通气量下降而 $PaCO_2$ 进一步升高，产生严重的呼吸性酸中毒，甚至肺性脑病，故吸氧浓度宜控制在 30% 以下。

2. 糖皮质激素应用

糖皮质激素是目前治疗哮喘最有效的药物，及时合理使用糖皮质激素能显著降低重症哮喘发作的病死率。急性重症哮喘诊断一旦成立，应尽早大剂量使用激素，激素既能抑制炎性过程及炎性介质释放，降低气道高反应性，缓解由炎症所致的气道阻塞，还具有恢复 β 受体功能的作用，但激素药效发挥需要数小时，应与气管解痉剂联合使用。常用药物有氢化可的松、甲基强的松龙、强的松、地塞米松等。重症哮喘多需静脉给药，氢化可的松常规推荐首剂为 200mg，静脉注射（注射后 4～6 小时起作用），以后 100～200mg，每 6～8 小时一次，直至哮喘发作明显缓解。地塞米松 10mg 静脉注射，每日 2～3 次。氢化可的松每日总量不超过 1200mg，地塞米松每日总量不超过 30mg，继续加大剂量不会有剂量疗效相关效应，而激素的副作用发生率却增加。口服泼尼松（强的松）40～60mg，可获得与静脉注射氢化可的松 200mg 的同等疗效，仅起效时间较静脉注射晚 1～2 小时，病情允许时可以口服替代静脉给药。近年多主张使用甲基强的松龙，首剂 80～200mg 静脉注射（起效时间 2～4 小时），之后每 4～8 小时静脉注射 20～40mg，症状缓解后逐渐减量，然后改口服或吸入雾化剂维持。

3. β₂ 受体激动剂

该类药物具有舒张支气管平滑肌，增强粘膜纤毛的清除功能，是治疗重症哮喘发作的一线药物。常用药物有沙丁胺醇（舒喘灵）、特布他林（博利康尼）、萨美特罗（施立稳）、巴布特罗（帮贝克）等。给药方法：口服、雾化吸入及皮下或静脉注射均可。因吸入法具有起效快、局部药物浓度高及全身副作用小的优点，故常为首选。目前多主张使用以压缩空气或氧气作为动力的气动雾化吸入器，因其具有雾化量大、可连续吸入、不需患者呼吸动作的配合等特点，较适于重症哮喘发作。β₂ 受体激动剂用量可为 2.5～5mg。雾化吸入与呼吸机配合使用，可改善药物在气道内的分布和提高肺通气量，疗效更佳。对不能正确运用雾化吸入法或吸入治疗效果不佳者，可考虑口服、皮下或静脉注射给药。口服 β₂ 受体激动剂：舒喘灵或博利康尼一般用量为 2.5mg，每日 3 次，15～30 分钟起效，维持 4～6 小时，但心悸、骨骼肌震颤等副作用较多。上述方法无效时，可用舒喘灵 0.5mg 皮下注射或 0.5～1mg 加入液体中以 2～8μg/min 的速度静脉滴入，6～8 小时可重复一次。但应密切观察心血管系统的副作用，如心动过速、心律不齐等。

4. 茶碱类药物

具有兴奋呼吸中枢和呼吸肌的作用，并能缓解支气管痉挛，增强气道纤毛清除分泌物的功能和抗炎作用，还有强心、利尿和舒张冠状动脉的作用，是目前治疗哮喘的有效药物，重症哮喘多需静脉给药。静脉注射氨茶碱首次剂量为 4～6mg/kg 体重（常用0.25g加入 25% 葡萄糖液 40ml 中稀释），缓慢注射，注射时间应大于 10 分钟，必要时可于 4～6 小时后重复一次，或继以每小时0.8～1.0mg/kg 体重的速度静脉滴注维持，每日总量一般不超过1.0g。茶碱的主要副作用为胃肠道症状（恶心、呕吐），心血管症状（心律失常、血压下降），偶可兴奋呼吸中枢，严重者可引起抽搐乃至死亡。

5. 抗胆碱药

一般认为吸入抗胆碱药对重症哮喘的治疗作用较 β2 受体激动剂弱，且吸入后起效时间需 30～60 分钟。当 β2 受体激动剂有较大副作用时可改用吸入溴化异丙托品或与 β2 受体激动剂联合使用。吸入剂量为溴化异丙托品0.25～1mg，每 2 小时一次。此剂量一般不影响支气管腺体的分泌和痰液的排出。

6. 化痰排痰

使用祛痰剂或气道湿化使气道分泌物稀释或粘痰溶解以利气道分泌物的排出，对重症哮喘的缓解也很重要。祛痰剂可用溴己新（必嗽平）或氯化铵合剂等。气道湿化可采用环甲膜穿刺滴液或用生理盐水雾化吸入，或于滴入液内加入溴己新、α 糜蛋白酶等。翻身拍背，引流排痰，必要时导管吸痰也有利于气道分泌物的排出。

7. 维持水电解质和酸碱平衡

重症哮喘患者因呼吸加快导致呼吸道失水，大量出汗，或因摄入水分不足及茶碱的利尿作用，可有严重的脱水表现，尤其当呼吸道失水过多时可使痰液粘稠及痰栓形成，还可引起血压降低。因此，应保持足够液体入量，可每日输液 2000～3000ml，必要时配合气道内湿化治疗。同时，因失水、缺氧、摄入不足等可出现电解质紊乱，常见的有低血钾、高血钾、低血钠、低血氯和低血镁等。应注意监测，及时发现电解质紊乱并予以纠正。重症哮喘还可因缺氧、能量过度消耗及摄入不足等产生代谢性酸中毒，后期因二氧化碳潴留还可出现呼吸性酸中毒。酸中毒可加重细支气管和肺小血管痉挛，使气道阻力增高，许多支气管扩张剂不能充分发挥作用，故当动脉血 pH 值低于7.20 时应适当补碱。

8. 积极防治感染

重症哮喘的发作或难于缓解常与肺部感染有关，某些原因诱发的重症哮喘也可因气道分泌物阻塞、机体抵抗力下降或大量长期使用糖皮质激素而并发呼吸系统感染，可以是细菌、病毒或混合感染。临床上，哮喘与呼吸系统感染相互影响，常使支气管哮喘更难控制或加重。故应根据患者既往所用抗生素情况，采取经验用药或按呼吸道分泌物细菌培养的药敏结果或血清学检查结果适当选用足量、敏感的抗生素，并静脉给药，以尽快控制感染。可选用青霉素、氨苄青霉素、氧哌嗪青霉素、头孢菌素等，可加用氨基糖甙类抗生素。对青霉素过敏者可改用大环内酯类抗生素（如红霉素等）、喹诺酮类或林可霉素、克林霉素等。若系病毒感染可选用病毒唑等广谱抗病毒药。

9. 机械通气

大多数重症哮喘患者经以上吸氧、β2 受体激动剂、氨茶碱、激素及抗感染等综合治疗后可得以缓解，但仍有 2%～3% 的患者无效，甚至出现严重高碳酸血症、神志改变或昏迷。此时应及时建立人工气道予机械辅助通气，常可获满意效果。

（1）机械通气的适应症　①患者呼吸困难逐渐加重，呼吸极度费力，出现"三凹征"，呼吸浅快，胸廓活动不明显，哮鸣音微弱或消失；②全身情况进行性恶化，有衰竭表现；③神志改变，意识模糊，昏睡或昏迷；④呼吸停止；⑤动脉血气示 $PaCO_2 > 6.6$ kPa（50mmHg），$PaO_2 < 8.0$ kPa（60mmHg）；⑥动脉血 pH < 7.25，有呼吸性酸中毒或合并有代谢性酸中毒；⑦合并气胸、纵隔气肿患者，且有上述各项中之一者，可经闭式引流后再行机械通气治疗。

（2）人工气道的建立　多采用经鼻腔插管或经口腔插管，以经鼻腔插管为优，具有损伤小、易耐受、导管易固定、口腔护理方便的优点，且置管时间长。情况危急，出现呼吸、心跳减慢或停止时应迅速在直接喉镜下经口腔插管予机械通气。一般不作气管切开置管术，但呼吸道痰液粘稠难咳出或估计置管时间较长（需超过3周）时，仍可考虑气管切开置管术。

（3）机械辅助通气的常用方法

①简易手控呼气囊装置的应用　带有压力表的简易手控呼气囊装置具有设备简单、操作简便、吸氧浓度较高、潮气量小且调节方便、可与患者呼吸大致同步的特点，更适合基层单位使用。如果由对手控呼气囊娴熟的医护人员操作，使呼吸调节得心应手，甚至可达近似呼吸机的短期使用效果。但由于其难以较长时间操作，一般只在使用呼吸机前的过渡阶段或无呼吸机的情况下短期使用。

②低通气量辅助通气策略　近年国内外对常规机械通气不能成功者推荐采用低通气策略，成功地抢救了不少重症哮喘患者。其呼吸机工作参数为：潮气量（VT）6～10ml/kg 体重，频率（F）8～12次/分钟。这种低通气量的方式可使平台压、吸气末及呼气末容量降低，间歇正压通气的并发症减少。由于通气量减少可使二氧化碳排出减慢，有时甚至需静脉滴注碱液以纠正酸中毒。但待解痉平喘及抗炎药物发挥作用、气道阻力和肺弹性阻力降低时，二氧化碳分压将恢复正常。部分病人使用此法如感不适，可予镇静剂保持患者安定，或加强气道湿化使气道通畅。

③其他　常用的还有持续气道正压通气（CPAP）加用呼气末正压通气（PEEP）、氦氧混合气吸入的应用、镇静麻醉剂配合机械通气的使用等方法。CPAP 治疗重症哮喘是近年来使用的新方法，通过机械性扩张支气管以增加肺容量，降低功能残气量，减少吸气肌做功，并可避免内源性呼气末正压的增加。PEEP 则可扩张萎缩的气道和肺泡，减少气道分泌物的生成，降低吸气阻力，改善肺的顺应性和动脉氧合状况。但应注意 PEEP 的使用，特别是CPAP 与 PEEP 结合使用，可使肺容积、气道压和胸内压增高，有增加气压伤的危险，并可能使血压下降。临床上需熟练掌握呼吸机的性能和患者的病理生理状况，加上其他综合治疗措施，才能发挥最佳治疗效果。

10．积极防治并发症

重症哮喘发作时间超过2天以上伴有昏迷时极易发生严重并发症，如脑水肿、颅内高压、心律失常、休克、心力衰竭、肺水肿、肾功能不全、消化道出血、弥散性血管内凝血等，极易导致患者死亡。应严密观察患者的病情变化，包括精神和神志状态，呼吸困难和发绀程度，肺部哮鸣音，呼吸形式及呼吸音的变化，心率，心音，血压和脉搏及患者对各种治疗的反应，同时根据病情及时予以防治。

（二）急性左心衰竭的处理

1．体位

允许病人采取最舒适的体位，通常为端坐位，双腿下垂，以减少静脉回流，还可以改善肺活量。以往还采用轮扎四肢的方法以减少回心血量。

2．吸氧

立即采用鼻导管吸氧，氧流量一般为 4～6L/min；给氧浓度在 50% 以上时，宜采用面罩吸氧，但神志清醒者多不能耐受，故适用于昏睡等严重病例；对病情特别严重者，若有条件应给以面罩用麻醉机加压吸氧。

在吸氧的同时应使用抗泡沫剂，使肺泡内的泡沫消失，增加气体交换面积，一般可用 50% 酒精置于氧气湿化瓶中，随氧气吸入。如病人不能耐受可降低酒精浓度或间断给予。

3．吗啡

是治疗急性左心衰肺水肿的最有效药物之一。现多主张每次用 3～5mg 缓慢静脉注射，必要时每 15 分钟重复一次，共 2～3 次；病情不甚危急时，也可以 5～10mg 皮下或肌肉注射。其主要作用机制是抑制中枢交感神经，反射性地降低周围血管阻力，增加射血分数，扩张静脉而减少回心血量，起“药物静脉内放血”作用。还有镇静，减轻焦虑和烦躁，抑制反射性呼吸中枢兴奋，避免呼吸过快，直接松弛支气管平滑肌，改善通气等作用。本品的主要副作用是低血压与呼吸抑制。伴神志不清、慢性阻塞性肺疾患、呼吸衰竭、肝功能衰竭、颅内出血、低血压休克者禁用。老年、体弱者慎用。发生呼吸抑制时，应立即静注纳络酮0.4～0.8mg 解救。心动过缓者可用阿托品0.5mg 皮下注射。

4．快速利尿

呋塞米（速尿）20～40mg 静注，于 2 分钟内推完，10 分钟内起效，30～60 分钟药物浓度达高峰，持续约 2～4 小时，如无效，可于 30 分钟后增大剂量 1 倍再注射一次。除利尿作用外，本药还有静脉扩张作用，在发挥利尿作用之前即可通过扩张周围静脉迅速降低肺毛细血管压和左室充盈压，缓解肺水肿。使用中应注意防止发生电解质紊乱和低血压等。

5．血管扩张剂

目的是降低心脏前、后负荷。静脉扩张可减少回心血量，降低前负荷和肺毛细血管楔嵌压，减轻肺淤血；动脉扩张则可降低后负荷，减少心肌耗氧量，改善心功能，增加心输出量，改善脏器灌注。

（1）硝酸甘油 主要扩张小静脉，是治疗急性左心衰竭首选的血管扩张剂之一。用法有：①舌下含化：首次用0.3mg 含舌下，5 分钟后测血压一次，再给0.6mg，5 分钟后再测血压，以后每 10 分钟给0.6mg，直至症状改善或收缩压降至 90～100mmHg。②静脉滴注：一般用5～10mg 加入 5% 或 10% 葡萄糖液 250ml 中，以 10μg/min 开始，以后每 5 分钟递增 5～10μg/min，直至急性心力衰竭症状缓解或收缩压降至 90～100mmHg，或达最大剂量 100μg/min 为止。病情稳定后逐渐减量至停用，突然中止静滴可能引起症状反跳。

（2）硝普钠 能均衡地扩张动脉和静脉，最适用于高血压、急性二尖瓣返流或急性主动脉瓣返流等所致的急性左心衰竭。常以12.5～25μg/min 的速度开始静脉滴注（硝普钠 25mg 加入 5% 或 10% 葡萄糖液 250～500ml 中，以每分钟 10 滴的速度开始缓慢静滴，根据患者血压变化情况调节滴速），每间隔 5 分钟递增 5μg/min，直至症状缓解或收缩压已降至 100mmHg（13.3kPa）左右。对原有高血压者血压降低幅度以不超过 80mmHg 为度，最大静滴速度 250～300μg/min。维持量为 50～100μg/min。有效剂量维持至病情稳定后，逐渐减量停药。

（3）酚妥拉明 主要扩张小动脉，为 α 受体阻滞剂，直接松弛血管平滑肌。静滴 5 分钟生效，停药 15 分钟作用消失。常从0.1mg/min 开始静脉滴注，每 5～10 分钟调整一次，最大可增至1.5~2.0mg/min，一般0.3mg/min即可取得较明显的心功能改善。若情况紧急，可用5~10mg溶入5%葡萄糖液20ml中缓慢静脉注射。监测血压同上。

其他扩血管药物尚有卡托普利、硝酸异山梨酯（消心痛）、硝苯地平、哌唑嗪、长压定等。

扩血管药的主要不良反应为低血压和心动过速。故宜以小剂量开始，逐渐增量，密切监测血压。出现上述不良反应时，酌情减量或停药，并采取相应治疗措施。

6. 正性肌力药物

（1）洋地黄类药物　最适用于伴有室上性快速心律失常（如快速房颤等）并已知有心室扩大的急性左心衰竭。常用西地兰0.4mg或毛花甙K（毒毛旋花子甙K）0.25mg加入10%~25%葡萄糖液20ml中缓慢静脉推注，2小时后可酌情再给0.2~0.4mg。对急性心肌梗死早期（24小时内）、二尖瓣狭窄所致的肺水肿，不宜使用洋地黄制剂。但后两种情况如伴有心房颤动快速心室率则可应用洋地黄类药物减慢心室率，有利于缓解肺水肿。

（2）儿茶酚胺类　常用多巴胺、多巴酚丁胺，二者常以每分钟2~10μg/kg体重的速度静滴，与血管扩张剂如硝酸甘油、硝普钠等配合使用常获更佳效果。

7. 氨茶碱

用法见《急性重症哮喘的处理》。

8. 肾上腺皮质激素

具有解除支气管痉挛，降低毛细血管通透性，减少渗出，稳定细胞溶酶体和线粒体，促进利尿等作用，对肺水肿有一定治疗价值。常用地塞米松5~10mg或氢化可的松100~200mg静脉注射，或溶于葡萄糖液中静脉滴注。

9. 诱因和病因治疗

治疗急性左心衰竭的同时，应积极寻找原发病因，并消除诱发因素，如纠正存在的心律失常，控制各种感染，纠正高血压、贫血、休克和电解质紊乱等情况。

三、中医治疗

（一）针灸治疗

1. 常用穴位

大椎、风门、肺俞、膈俞。手法为点刺，不留针，起针后加火罐。痰多气壅者，加天突、膻中、丰隆，手法为泻法；喘而欲脱者，加内关、三阴交，手法为平补平泻。

2. 艾灸法

出现阴阳离决之脱证时，加用艾灸百会、涌泉、足三里、肺俞。

3. 刺络疗法

取少商，以三棱针刺出血，或十宣点刺放血，或选肺俞、风门，与丰隆、尺泽交替使用。用三棱针，在选好穴位处，或穴位附近瘀阻明显的血络点刺，加拔火罐，留罐20分钟。适用于热毒炽盛所致的暴喘。

4. 电针

选用素髎、天突、内关。呼吸骤停加膈神经刺激点。

（二）搐鼻法

搐鼻散（细辛、皂角、半夏），或通关散（猪牙皂、细辛），撒入或吹入患者鼻腔内，使之喷嚏。必要时可隔15~30分钟重复一次。

（三）静脉用药

参照厥脱的中医治疗部分，辨证选用注射剂静脉给药。

第四章　真心痛

真心痛是指心脉痹阻而引起的一种常见心脏急症。《灵枢·厥病》记载："真心痛，手足青至节，心痛甚，旦发夕死，夕发旦死。"临床上以膻中或左侧胸膺部位突发较长时间憋闷、疼痛，甚至伴见唇甲青紫、汗出肢冷等表现为特征。与现代医学的冠心病急性心肌梗死等相当，本章主要讲述急性心肌梗死。

急性心肌梗死是指冠状动脉血供急剧减少或中断所致的心肌急性缺血性坏死。临床主要表现为持久而剧烈的胸骨后疼痛，血清心肌酶增高和心电图特征性进行性改变等，可发生心律失常、心力衰竭或休克，属冠心病的严重类型。

【病因病机】

人体五脏之气血阴阳虚损或功能失调，或由此引生痰浊、血瘀、气滞，或寒邪凝滞血脉等均可导致心脉痹阻不通，发生真心痛。心肌梗死的基本病因是冠状动脉粥样硬化，偶为冠状动脉栓塞、炎症、先天性畸形、痉挛和冠状动脉口阻塞，造成管腔严重狭窄和心肌血供不足，而侧支循环未充分建立。在此基础上，一旦血供进一步急剧减少或中断，或心肌需氧量剧增，使心肌严重而持久的急性缺血达 1 小时以上，即可发生心肌梗死。

【诊断及鉴别诊断】

一、诊断

（一）真心痛的诊断要点

起病急骤，以突发膻中或左侧胸膺部位持续而剧烈的疼痛为主要症状，疼痛的性质多为压榨性、憋闷样，有时向左侧肩、背、上肢放射，常伴有烦躁、气短、心悸、出汗，甚至唇甲青紫，大汗淋漓，四肢厥冷，呼吸急促等表现。多见于中年以上，常因饮食劳倦，气候突变，七情过激等诱发。

（二）急性心肌梗死的诊断条件

1. 典型的临床表现

（1）先兆：50%～81.2%的患者在发病前数日有乏力，胸部不适，活动时心悸、气急、烦躁、心绞痛等前驱症状，其中以新发生的心绞痛（初发型心绞痛）或原有心绞痛加重（恶化型心绞痛）最为突出。心绞痛发作较以往频繁，性质较剧，持续较久，硝酸甘油疗效差，诱发因素不明显。疼痛时可见心电图 ST 段一时性明显抬高（变异性心绞痛）或压低，T 波倒置或增高（"假性正常化"），应警惕近期内发生心肌梗死的可能。

(2) 症状：疼痛是最先出现的症状，多发生于清晨，部位在胸骨后或心前区，可向下颌、颈部、左肩背等部位放射。性质多为压榨性憋闷样，多无明显诱因，常发生于安静时，程度较重，持续时间较长，可达数小时或数天，休息和含用硝酸甘油片多不能缓解。患者常烦躁不安、出汗、恐惧，或有濒死感。疼痛剧烈时常伴频繁的恶心、呕吐和上腹胀痛。可见发热。尚有部分患者发生心律失常、心力衰竭、低血压和休克。

(3) 体征：心脏浊音界可轻至中度扩大，心率增快，少部分可减慢，心尖区第一心音减弱，可出现第四心音（心房性）奔马律，少数有第三音（心室性）奔马律，部分患者可出现心包摩擦音、粗糙的收缩期杂音或伴收缩中晚期喀喇音，可有各种心律失常。血压有不同程度的降低。并可有与心律失常、休克或心力衰竭相关的其他体征。

2. 心电图检查

急性心肌梗死心电图的特征性改变包括坏死性 Q 波、损伤性 ST 段抬高以及缺血性 T 波倒置。其动态改变为：①起病数小时内，可尚无异常，或出现异常大两支不对称的 T 波。②数小时后，ST 段明显抬高，弓背向上，与直立的 T 波连接，形成单相曲线。数小时至 2 天内出现病理性 Q 波，同时 R 波降低，为急性期改变。Q 波在 3~4 天内稳定不变，以后 70%~80% 永久存在。③如不进行治疗干预，ST 段抬高持续数日至 2 周左右，逐渐回到基线水平，T 波则变为平坦或倒置，是为亚急性期改变。④数周至数月后，T 波呈 "V" 形倒置，两支对称，波谷尖锐，为慢性期改变。T 波倒置可永久存在，也可在数月至数年内逐渐恢复。

心肌灶性梗死或心内膜下心肌梗死常无病理性 Q 波。心内膜下心肌梗死先是 ST 段普遍压低（除 aVR，有时 V_1 导联外），继而 T 波倒置，但始终不出现 Q 波。ST 段和 T 波的改变持续存在 1~2 天以上。

有 Q 波心肌梗死的定位和定范围可根据出现特征性改变的导联来判断：前间壁：V_1，V_2，V_3；局限前壁：V_3，V_4，V_5；前侧壁：V_5，V_6，V_7，I，aVL；广泛前壁 V_1，V_2，V_3，V_4，V_5；下壁：II，III，aVF；下间壁：II，III，aVF，V_1，V_2，V_3；下侧壁：II，III，aVF，V_5，V_6，V_7；高侧壁：I，aVL；正后壁：V_7，V_8。右心室梗死时右胸导联 V_{4R} 等 ST 段抬高可作参考。采用 30 个以上的心前区导联进行心前区体表 ST 段等电位标测法，对急性期心肌梗死范围的判断可能帮助更大。

3. 血清心肌酶检查

常作三种酶测定：①肌酸激酶（CK）：在起病 6 小时内升高，24 小时达高峰，3~4 日恢复正常；②天门冬酸氨基转移酶（AST，曾称 GOT）：在起病 6~12 小时后升高，24~48 小时达高峰，3~6 日后降至正常；③乳酸脱氢酶（LDH）：在起病 8~10 小时后升高，达高峰时间在 2~3 日，持续 1~2 周才恢复正常。其中 CK 的同工酶 CK-MB 和 LDH 的同工酶 LDH_1，诊断的特异性最高。前者在起病后 4 小时内增高，16~24 小时达高峰，3~4 日恢复正常，其增高的程度能较准确地反映梗死的范围，其高峰出现时间是否提前有助于判断溶栓治疗是否成功。其他实验室检查，如血常规在 1~2 天后可见白细胞总数及中性粒细胞增多，血沉增快，血和尿肌红蛋白增高，血清肌凝蛋白轻链或重链增高，肌钙蛋白 I 或 T 的出现和增高等也是反映急性心肌梗死的指标。

根据典型的临床表现，特征性的心电图演变及肯定的心肌酶学改变等，急性心肌梗死的诊断即可成立。对老年患者，突然发生严重心律失常、休克、心力衰竭而原因未明，或突然发生较重而持久的胸闷或胸痛者，都应考虑本病的可能。宜先按急性心肌梗死处理，并迅速进行心电图和血清心肌酶测定以确定诊断。无病理性 Q 波的心内膜下心肌梗死和小的透壁性心肌梗死，血清心肌酶和肌钙蛋白测定的诊断价值更大。

二、鉴别诊断

（一）真心痛需与下列疾病鉴别

1．厥心痛

与真心痛同属心痛病，疼痛的部位与性质相同，但其疼痛的程度较轻，持续时间较短，劳累、激动、饱餐、寒冷等易诱发。休息或用速效救心丸、麝香保心丸等易缓解。心电图检查可资鉴别。

2．胃痛

疼痛部位在上腹部，局部有压痛，以胀痛为主，常伴有纳呆、恶心、呕吐等消化系统症状。心电图、腹部平片、胃肠造影、胃镜检查可资鉴别。

3．胸痛

疼痛在呼吸、运动、转侧时加剧，常伴见咳嗽、喘息等呼吸系统症状。胸部 X 线检查可助鉴别。

4．胁痛

疼痛部位以右胁部为主，肋缘下有压痛点，可并见厌油、黄疸、发热等症。B 超、肝功能、胆囊造影等检查有助区别。

（二）急性心肌梗死需与下列疾病鉴别

1．心绞痛

鉴别要点见表 3。

表 3　　　　　　　　　　心绞痛和急性心肌梗死的鉴别诊断要点

鉴别诊断项目	心绞痛	急性心肌梗死
疼痛		
部位	胸骨上、中段之后	同心绞痛,但可在较低位置或上腹部
性质	压榨性或窒息性	似心绞痛,但更剧烈
诱因	劳力、情绪激动、受寒、饱食等	不常有
时限	短,1～5 分钟或 15 分钟以内	长,数小时或 1～2 天
频率	频繁发作	不频繁
硝酸甘油疗效	显著缓解	作用较差
气喘或肺水肿	极少	常有
血压	升高或无显著改变	常降低,甚至发生休克
心包摩擦音	无	可有
坏死物质吸收的表现		
发热	无	常有
血白细胞增加(嗜酸性粒细胞减少)	无	常有
血沉增快	无	常有
血清心肌酶增高	无	有
心电图变化	无变化或暂时 ST 段和 T 波变化	有特征性和动态性变化

2.急性心包炎

尤其是急性非特异性心包炎可有较剧烈而持久的心前区疼痛。但心包炎的疼痛与发热同时出现，呼吸和咳嗽时加重，早期即有心包摩擦音，后者和疼痛在心包腔出现渗液时均消失，全身症状一般不如心肌梗死严重，心电图除 aVR 导联外，其余导联均有 ST 段弓背向下的抬高，T 波倒置，无异常 Q 波出现。

3.急性肺动脉栓塞

可发生胸痛、咯血、呼吸困难和休克，但有右心负荷急剧增加的表现，如发绀、肺动脉瓣区第二心音亢进、颈静脉充盈、肝大、下肢水肿等。心电图示Ⅰ导联 S 波加深，Ⅲ导联 Q 波显著、T 波倒置，胸导联过渡区左移，右胸导联 T 波倒置等改变，可资鉴别。

4.急腹症

急性胰腺炎、消化性溃疡穿孔、急性胆囊炎、胆石症等，均有上腹部疼痛，可伴休克。仔细询问病史，作体格检查、心电图、B 超、X 线和血清心肌酶、淀粉酶检查可助鉴别。

5.主动脉夹层分离

其胸痛一开始即达高峰，常放射到背、肋、腹、腰和下肢，常有高血压，两上肢的血压和脉搏可有明显差别，可有下肢暂时性瘫痪、偏瘫和主动脉瓣关闭不全的表现等。心电图、超声心动图、CT 扫描、磁共振显像均可助诊断。

【处理】

一、处理原则

真心痛应以救急治标，通痹止痛为主，详辨证候之顺逆，谨防厥脱之变。常选用活血化瘀、芳香温通、宣痹通阳、豁痰开窍等治法。有厥脱征兆时，急当益气固脱。

急性心肌梗死的治疗原则是保护和维持心脏功能，挽救濒死心肌，防止梗死扩大，缩小心肌缺血范围，及时处理严重心律失常、心力衰竭和各种并发症。

二、急救措施

(一) 监护和一般治疗

1.休息

卧床休息 1 周，保持环境安静。减少探视，防止不良刺激，解除焦虑。

2.吸氧

最初几日间断或持续通过鼻导管或面罩吸氧。

3.监护

尽快按所具备的条件让患者处于监护状态下，密切观察心率、心律、呼吸、血压、肺部罗音和心功能变化。有条件者应进行心电连续监护，为适时制定治疗措施、避免猝死提供客观资料。病情重笃、复杂，治疗困难，或有必要者，可进行血流动力学监护。无并发症者监护 3~7 天，有并发症者监护至患者脱离危险期病情稳定后。监护人员必须极端负责，既不放过任何有意义的变化，又保证患者安静和休息。

4.护理

第 1 周患者卧床休息，开始数日一切日常生活由护理人员帮助进行，尽量减少患者的体力活动，然后逐渐在床上作四肢活动。进食不宜过饱，可少量多餐，食物以含必需的热量和营养，易消化，低钠，低脂肪而少产气者为宜，第 1 日宜只进流质饮食。保持大便通畅，便时避免用力,如便秘可给缓泻剂。第 2 周帮助患者逐步离床站立和在室内缓步走动。第 2 ~ 3 周帮助患者逐步从室内到室外走廊慢步走动。除病重者外,卧床时间不宜过长。症状控制、病情稳定者应鼓励早期活动,有利于减少并发症,及早康复。

（二）解除疼痛

常选用硝酸甘油 0.3mg 或硝酸异山梨酯 5 ~ 10mg 舌下含用或静脉滴注。如不能迅即缓解,应及时选用哌替啶（度冷丁）25 ~ 50mg 静脉注射,或 50 ~ 100mg 肌肉注射（如进行溶栓治疗尽量避免用肌肉注射）。或选用吗啡 3 ~ 5mg 静脉注射,或 5 ~ 10mg 皮下注射,必要时 1 ~ 2 小时后再注射一次,以后每 4 ~ 6 小时可重复应用。吗啡的副作用为恶心、呕吐、低血压和呼吸抑制,应用时尤应注意呼吸功能的抑制。哌替啶镇痛作用较吗啡稍弱,但副作用较少,可与吗啡交替使用。另外,心肌再灌注疗法可极有效地解除疼痛。

（三）再灌注心肌

1. 溶解血栓治疗

应在急性心肌梗死发病后,争分夺秒,尽力缩短患者入院至开始溶栓的时间,目的是使相关血管得到充分再通。

（1）适应症 ①持续性胸痛 ≥ 30 分钟,含服硝酸甘油症状不缓解;②心电图相邻两个或更多导联 ST 段,肢体导联抬高 > 0.1mV,或胸前导联 > 0.2mV;③发病在 6 小时以内者;④若患者来院已是发病后 6 ~ 12 小时,心电图 ST 段抬高明显和仍有严重胸痛者仍可溶栓;⑤年龄 ≤ 70 岁。70 岁以上的高龄急性心肌梗死患者,应因人而异慎重选择。

（2）禁忌症 ①两周内有活动性出血（胃肠道溃疡、咯血、痔疮出血等）,接受过手术、活体组织检查、创伤性心肺复苏术、不能实施压迫的血管穿刺以及有外伤史者;②高血压病患者经治疗后血压在溶栓前仍 ≥ 160/100mmHg 者;③高度怀疑有夹层动脉瘤者;④有出血性视网膜病史;⑤各种血液病、出血性疾病,或有出血倾向者;⑥严重的肝肾功能障碍或恶性肿瘤等患者。

（3）药物选择及溶栓步骤 溶栓前检查血常规、血小板计数、出凝血时间及血型。建立可靠的静脉输液及采血通道,尽量避免肌肉注射和反复静脉穿刺。溶栓即刻口服阿斯匹林 0.3g,以后每日 0.3g,3 ~ 5 天后改服 50 ~ 150mg,出院后长期用小剂量阿斯匹林。

常用溶栓药物及方法：①尿激酶（UK）：150 万 U（约 2.2 万 U/kg）加入 5% 或 10% 葡萄糖液 100ml 中,30 分钟内静脉滴入。滴完后 12 小时,皮下注射肝素 7500U,每 12 小时一次,持续 3 ~ 5 天。②链激酶（SK）或重组链激酶（rSK）：150 万 U 加入 5% 或 10% 葡萄糖液 100ml 中,60 分钟内静脉滴入。③重组组织型纤溶酶原激活剂（rt - PA）：用 rt - PA 前先给予 5000U 肝素静注,同时按下述方法应用 rt - PA。第一,国际习惯用加速治疗法：15mg 静脉推注,继以 0.75mg/kg 体重（不超过 50mg）的滴速 30 分钟内静脉滴注,随后以 0.5mg/kg 体重（不超过 35mg）的滴速 60 分钟内静脉滴注。总量 ≤ 100mg。第二,近年来国内试用小剂量法：8mg 静脉推注,继以 42mg 于 90 分钟内静脉滴注。总量为 50mg。rt - PA 滴毕后应用肝素每小时 800 ~ 1000U 静脉滴注 48 小时,每 2 小时测活化部分凝血活酶时间（aPTT）一次,以 aPTT 结果调整肝素剂量,使 aPTT 值维持在 60 ~ 80 秒。或监测凝血时间（Lee White 三管法）使之保持在正常值的 1.5 ~ 2 倍。48 小时后改为皮下注射肝素 7500U,每 12 小时一次,连用 3 ~ 5 天。用药期间要注意出血倾向。

（4）监测项目 ①症状与体征：经常询问患者胸痛有无减轻以及减轻的程度。仔细观察皮肤、粘膜、痰液、呕吐物及尿中有无出血征象。②心电图：溶栓前应做 18 导联心电图，溶栓开始后 3 小时内每0.5 小时复查一次 12 导联心电图（正后壁、右室梗死仍做 18 导联心电图），以后定期做全套心电图，导联电极位置应严格固定。③用肝素者需监测凝血时间，可用 Lee White 三管法，正常 4～12 分钟；或 aPTT 法，正常 35～45 秒。根据医院条件可监测其他出凝血指标。④定期查 CK、CK－MB。

（5）冠脉再通的间接指征　①在输注溶栓剂开始后 2 小时内，在心电图 ST 段抬高最显著的导联，ST 段迅速回降≥50%；②胸痛自输入溶栓剂开始后 2 小时内基本消失；③输入溶栓剂后 2 小时内，出现短暂的加速性自主心律、短暂室速或室颤、房室或束支传导阻滞突然消失，或者出现一过性窦性心动过缓、窦房阻滞或低血压状态；④血清 CK－MB 酶峰提前在发病 14 小时以内出现。具备上述四项中二项或以上者考虑再通。

2. 经皮穿刺腔内冠状动脉成形术（PTCA）

有条件的医院在急性心肌梗死发病后可紧急施行 PTCA，也可用于经溶栓治疗冠状动脉再通后又闭死，或虽再通但仍有重度狭窄者。近年用本法直接再灌注心肌，取得良好的再通效果，已在临床推广应用。

（四）消除心律失常

心律失常必须及时消除，以免演变为严重心律失常甚至猝死。

1. 一旦发现室性期前收缩或室性心动过速，立即用利多卡因 50～100mg 静脉注射，每 5～10 分钟重复一次，直至期前收缩消失或总量已达 300mg，继以 1～3mg/min 的速度静脉滴注维持（100mg 加入 5% 葡萄糖液 100ml 中，滴注速度 1～3ml/min），病情稳定后改用口服美西律 150mg 或妥卡胺 600mg，每 6 小时一次。若用利多卡因室性期前收缩或室性心动过速未能控制，可改用普罗帕酮（心律平）70mg 加入葡萄糖液 20ml 缓慢静注，随之以 0.5～1.0mg/min 持续静滴，或选用乙胺碘呋酮 150mg 加入葡萄糖液 20ml 中缓慢静脉注射，随之以 0.5～1.0mg/min 的速度持续静滴。必要时 20 分钟后可按前静注量重复静注一次。

2. 发生心室颤动时，尽快采用非同步直流电除颤。室性心动过速药物疗效不满意时也应及早用同步直流电复律。室性心动过速若伴有低血压、休克、阿－斯综合征或心功能不全等血流动力学障碍时，应立即给予同步直流电复律。如室速频率过快，心室波宽大而畸形近似心室扑动形状者，应选用非同步直流电复律（因同步电击复律不易避开易损期而不放电）。

3. 缓慢的心律失常可用阿托品0.5～1.0mg肌肉或静脉注射。

4. 房室传导阻滞发展至第二度或第三度，伴有血流动力学障碍者，宜用人工心脏起搏器临时起搏治疗，待传导阻滞消失后撤除。

5. 室上性快速心律失常用洋地黄制剂、维拉帕米等药物治疗不能控制时，可考虑用同步直流电转复窦性心律，或用抗快速心律失常的起搏治疗。

（五）控制休克

详见厥脱章。

（六）治疗心力衰竭

主要是治疗急性左心衰竭，应以用吗啡（或哌替啶）和利尿剂为主，亦可选用血管扩张剂减轻左心室的负荷，或合用多巴胺、多巴酚丁胺等（参见第三章）。洋地黄制剂在梗死发生后 24 小时内应尽量避免使用，以免诱发心律失常等。

（七）其他治疗

下列疗法可能有助于挽救濒死心肌，防止梗死扩大，缩小缺血范围，加快愈合，但尚未完全成熟或疗效尚有争论，可根据患者具体情况考虑选用。

1. 促进心肌代谢药物

维生素 C（3～4g）、辅酶 A（50～100U）、肌苷酸钠（200～600mg）、细胞色素 C（30mg）、维生素 B_6（50～100mg）等，加入 5% 或 10% 葡萄糖液 500ml 中，缓慢静脉滴注，每日 1 次，两周为一疗程。辅酶 Q_{10} 每日 150～300mg 分次口服。6-二磷酸果糖 10g，稀释后静脉滴注，15 分钟滴完，每日 2 次，疗程 1 周。

2. 极化液疗法

氯化钾 1.5g，普通胰岛素 8U，加入 10% 葡萄糖液 500ml 中，静脉滴注，每日 1～2 次，7～14 天为一疗程。近年还有建议在上述溶液中再加入硫酸镁 5g 者。

3. 右旋糖酐 40 或淀粉代血浆

250～500ml 静脉滴注，每日 1 次，两周为一疗程。可减轻红细胞聚集，降低血粘稠度，有助于改善微循环灌流。

4. β 受体阻滞剂、钙通道阻滞剂和血管紧张素转换酶抑制剂

在起病的早期即应用普萘洛尔、美托洛尔或阿替洛尔等 β 受体阻滞剂，尤其是前壁心肌梗死伴有交感神经功能亢进者，可能防止梗死范围的扩大，改善急、慢性期的预后，但应注意其对心脏收缩功能的抑制。钙通道阻滞剂中的地尔硫草亦有类似效果。血管紧张素转换酶抑制剂中的卡托普利有助于改善恢复心肌的重构，降低心力衰竭的发生率，从而降低死亡率。

5. 抗凝疗法

目前多用在溶解血栓疗法之后，单独应用者少。在梗死范围较广，复发性梗死，或有梗死先兆而又有高凝状态者可考虑应用。有出血、出血倾向或既往出血史，严重肝肾功能不全，活动性消化性溃疡，血压过高，新近手术而创口未愈者禁用。先用肝素（见上文）维持凝血时间在正常的 2 倍左右（试管法 20～30 分钟，aPTT 法 60～80 秒）。同时口服香豆素类或苯茚二酮类抗凝剂。用双香豆素则首剂 200mg，第二日 100g，以后每日 25～75mg 维持；华法林则首剂 15～20mg，第二日 5～10mg，以后每日 2.5～5mg 维持；苯茚二酮则开始 200～300mg，以后每日 50～100mg 维持。维持凝血酶原时间在正常的两倍左右（25～30 秒）。疗程至少 4 周，有心力衰竭或室壁瘤引起附壁血栓的可能时则可达 6 个月。一旦发生出血，应即中止治疗。由肝素引起的，用等量鱼精蛋白静脉滴注；香豆素类或苯茚二酮类引起的，给予维生素 K_1 静脉注射，每次 20mg。必要时输血。

（八）并发症的处理

并发栓塞时，用溶栓和（或）抗凝疗法。心室壁瘤如影响心功能或引起严重心律失常，宜手术切除或同时做主动脉-冠状动脉旁路移植手术。心脏破裂和乳头肌功能严重失调均可考虑手术治疗，但手术死亡率高。心肌梗死后综合征可用糖皮质激素或阿斯匹林、吲哚美辛等治疗。

（九）右室心肌梗死的处理

右室心肌梗死引起右心衰竭伴低血压而无左心衰竭的表现时，宜扩张血容量。在 24 小时内可静脉输液 3～6L，直至低血压得到纠治或肺毛细血管压达 15～18mmHg。如此时低血压未能纠正可用正性肌力药。不宜用利尿剂。

（十）无 Q 波的心肌梗死的处理

治疗措施与有 Q 波的心肌梗死基本相同。联合应用地尔硫䓬和阿斯匹林对降低再梗死率和远期死亡率有显效。

（十一）恢复期的处理

住院 3～4 周后，如病情稳定，体力增进，可考虑出院。近年主张出院前做症状限制性运动负荷心电图、放射性核素和（或）超声波检查，如显示心肌缺血或心功能较差，宜行冠状动脉造影检查，考虑进一步处理。心室晚电位检查有助于预测发生严重心律失常的可能性。近年又提倡急性心肌梗死恢复后，进行康复治疗，逐步进行适当的体育锻炼，但应避免过重体力劳动或精神过度紧张。

（十二）中医治疗

1. 针刺

主穴分两组：膻中和内关，巨阙和间使。交替轮换，获得针感后，留针 15 分钟。或用耳针，取心、皮质下、肾上腺等穴位。亦可立即针刺心俞、神门、内关、厥阴俞，用泻法。

2. 中成药

可辨证选用以下药物：

（1）寒心舒气雾剂：又名寒证心痛气雾剂（由肉桂、香附等制成）。对准舌下，每次喷 1～2 下。功效：温通散寒，理气止痛。

（2）热心舒气雾剂：又名热证心痛气雾剂（由丹皮、川芎等制成）。对准舌下，每次喷雾 1～2 下。功效：凉血清热，活血止痛。

（3）麝香保心丸（由麝香、蟾酥、人参等制成）：1～2 粒，每日 3 次，含化或口服。功效：芳香温通，益气强心。

（4）速效救心丸（由川芎、冰片等制成）：每次 5～10 粒，舌下含化。功效：理气活血止痛。

（5）复方丹参滴丸（由丹参、降香等制成）：每次 10 粒，舌下含化。功效：活血化瘀，理气止痛。

（6）活心丸（由人参、灵芝、麝香、熊胆等制成）：每次 1～2 粒，每日 3 次，口服或含化。功效：活血养心。

（7）苏冰滴丸（由苏合香、冰片等制成）：每次 2 丸，舌下含化。功效：芳香开窍，理气止痛。

（8）冠心苏合香丸（由苏合香、冰片、朱砂、木香、檀香等制成）：每次 1 丸，每日 3 次，口服。功效：芳香开窍，理气止痛。

（9）心绞痛宁膏（由丹参、红花等制成）：贴敷于心前区。功效：活血化瘀，芳香开窍。

（10）补心气口服液（由黄芪、人参等制成）：每次 10ml，每日 3 次，口服。功效：补气养心止痛。

（11）滋心阴口服液（由麦冬、沙参等制成）：每次 10ml，每日 3 次，口服。功效：养阴和血止痛。

3. 针剂

可选用如下药物：

（1）复方丹参注射液　20～40ml 加入 5% 葡萄糖液 250～500ml 中，每日 1 次，静脉滴注。

（2）川芎嗪注射液　120mg 加入 5% 葡萄糖液 250～500ml 中，每日 1 次，静脉滴注。

（3）其他　参麦注射液、生脉注射液、参附注射液等，也可根据病情辨证选用。

第五章 血 证

血证是指血液不循常道，溢于脉外的一组常见急危重证。如血动于上，溢出于肺则为咳血；血出于胃则为呕血；血出于大肠则为便血等。其发病急，病势险。本章主要讨论咳血、呕血以及便血，与现代医学的咯血、上消化道出血相当。

咯血是指喉以下呼吸道任何部位的出血，经咳嗽动作从口腔排出者。上消化道出血是指曲氏（Treitz）韧带以上的消化道包括食管、胃、十二指肠或胰、胆等病变引起的出血。胃空肠吻合术后的空肠病变出血亦属此范围。上消化道大量出血一般指在短期内失血量超出1000ml或循环血容量的20%。

【病因病机】

风热燥邪灼伤肺络，肝火炽盛上犯于肺，久病阴伤肺燥络破均可致咳血。嗜酒及辛辣厚味，热蕴于胃，灼伤胃络；湿热下注，熏灼阴络，迫血妄行；肝火炽盛，横逆犯胃，胃络受伤；劳倦忧思伤脾，肝病日久克脾，脾虚不能统血，血溢于胃，均可见呕血、便血。

支气管、肺部疾病，循环系统疾病，全身性疾病等引起肺血管壁通透性增加，血管壁受侵蚀、破裂；病变引起的血管瘤破裂；肺血管内压力增高；止血、凝血功能障碍；胸部外伤引起肺血管破损等均可导致咯血。但以呼吸和循环系统疾病为主。食管、胃、十二指肠等上消化道的炎症、溃疡、粘膜损伤、肿瘤等疾病；肝硬化门静脉高压引起的食管、胃底静脉曲张破裂；胆道出血，胰腺疾病，以及血管性疾病，血液病，尿毒症等全身性疾病均可导致上消化道出血，而临床上最常见的病因是消化性溃疡，食管、胃底静脉曲张破裂，急性胃粘膜损害和胃癌。

【诊断及鉴别诊断】

一、诊断

（一）咯血

1. 咯血的临床特点

咯血的表现依咯血量的多少而异。少量咯血常指24小时内咯血量不超过100ml，表现为痰中带血、间断血痰，虽可能吐出满口鲜血，但易于自止。中量咯血是指24小时内咯血量为100~500ml，出血量较大，需紧急止血救治。大量咯血则指24小时内咯血量在500ml以上，或因咯血导致低血压或周围循环衰竭等，病情危重，易引起窒息。咯血发生前患者常有喉痒、轻咳、胸闷或胸部不适，甚或心悸、头晕；有的病人可自觉出血的肺部有异样感。咯血时患者喉头及胸部可有咕噜声，并可发生不同程度的呼吸困难。咯血患者精神多较紧张，尤其大咯血者常有恐惧感。不少患者往往因害怕出血而于咯血时憋气，这样极易引起血液或血块堵塞气道而窒息。短期大量咯血可引起不同程度的贫血甚或低血压、休克，长期反复咯血得不到补偿还可引起患者全身衰竭。

2. 病史及体格检查

咯血的量、性状、发生和持续时间，痰的性状及伴随症状等，对咯血病因的诊断与鉴别诊断有极其重要的价值。长期卧床，有骨折、外伤及心脏病，口服避孕药，咯血伴胸痛、晕厥者，应考虑肺栓塞。40 岁以上的吸烟男性患者要警惕肺癌的可能。咯血伴发热、胸痛，发病急骤，应首先考虑肺内急性炎症。咯血伴脓臭痰，则应考虑肺化脓性炎症或支气管扩张合并感染。

体检应重点放在肺部，咯血开始时，一侧肺部呼吸音减弱或（和）出现罗音，对侧肺野呼吸音良好，常提示出血即在该侧。在限局性肺及支气管部位出现喘鸣音，常提示支气管腔内病变，如肺癌或异物；伴杵状指多见于肺癌、支气管扩张和肺脓肿。

总之，病史与体检对咯血的病因诊断与鉴别诊断，对区别全身疾患抑或肺部疾患，区别心源性咯血与肺源性咯血等至关重要。

3. 咯血的辅助检查

除常规的各种辅助检查外，应结合病人的具体情况，做下述检查：①痰检查，应有针对性，如疑为肺结核，应查结核杆菌等。②凝血机制检查，如查血小板，出、凝血时间，凝血酶原时间等。③胸部 X 线检查包括胸部 X 线透视、摄片、支气管碘油造影、体层及 CT 摄影等。④其他尚有纤维支气管镜检查、选择性支气管动脉造影、肺动脉造影等，可根据病情及医院条件选择应用。

（二）上消化道大出血

1. 诊断的确立

根据呕血、黑便和失血性周围循环衰竭的临床表现（如头昏，心悸，乏力，突然起立可产生晕厥，口渴，肢冷，心率增快，血压偏低等），呕吐物或大便隐血试验呈强阳性，血红蛋白浓度、红细胞计数及血细胞比容下降的实验室证据，即可作出上消化道出血的诊断。但应注意排除来自呼吸道的出血（参见咯血与呕血的鉴别），排除口、鼻、咽喉部出血，排除进食或服某些药物引起的黑粪。

2. 出血量的估计

一般而言，成人每日消化道出血多于 5～10ml，粪便隐血试验阳性，每日出血量 50～100ml 可出现黑便。胃内储积血量在 250～300ml 可引起呕血。一次出血量不超过 400ml 时，因轻度血容量减少可由组织液及脾储血所补充，一般不引起全身症状。出血量超过 400～500ml，可出现全身症状，如头昏、心悸、乏力等。短期内出血量超过 1000ml，可出现周围循环衰竭表现。如果患者由平卧位改为坐位时出现血压下降（下降幅度大于 15～20mmHg），心率加快（上升幅度大于 10 次/分钟），提示血容量明显不足，是紧急输血的指征。如收缩压低于 80mmHg，心率大于 120 次/分钟，即已进入休克状态，属严重大量出血，需积极抢救。

3．出血是否停止的判断

上消化道大量出血经恰当治疗，可于短时间内停止出血。由于肠道内积血需经数日（一般约 3 日）才能排尽，故不能以黑便作为继续出血的指标。临床上出现下列情况应考虑继续出血或再出血：①反复呕血，或黑便次数增多，便质稀薄，甚至呕血转为鲜红色，黑便变成暗红色，伴有肠鸣音亢进；②周围循环衰竭的表现经补液、输血而未见明显改善，或虽暂时好转而又恶化，经快速补液、输血中心静脉压仍有波动，稍稳定又再下降；③血红蛋白浓度、红细胞计数与红细胞比容继续下降，网织红细胞计数持续增高；④在补液与尿量足够的情况下，原无肾脏病变患者的血尿素氮持续或再次增高。

一般来说，一次出血后 48 小时以上未再出血，再出血的可能性小。而过去有多次大出血史、本次出血量大、24 小时内反复大量出血、出血原因为食管胃底静脉曲张破裂出血、有原发性高血压或明显动脉硬化者，再出血的可能性大，应提高警惕，密切观察。

4．出血的病因诊断

过去病史、症状与体征可为出血的病因提供重要线索，但确诊出血的原因与部位需靠器械检查。

（1）临床及病史特征　慢性、周期性、节律性上腹痛多提示出血来自消化性溃疡，特别是在出血前疼痛加剧，出血后减轻或缓解，更有助于消化性溃疡的诊断。有服用非甾体抗炎药物史、酗酒史或应激状态者，可能为急性胃粘膜损害。过去有病毒性肝炎、血吸虫病或慢性酒精中毒病史，并有肝病与门静脉高压的临床表现者，可能是食管胃底静脉曲张破裂出血，但由于脾常在上消化道出血后暂时收缩，诊断时不应过分强调脾大作为依据。还应指出，肝硬化门脉高压患者的上消化道出血，不一定都是食管胃底静脉曲张破裂出血，约有1/3 患者出血来自消化性溃疡、急性胃粘膜损害或其他原因，故应作进一步检查，以确定病因诊断。此外，对中年以上的患者近期出现上腹痛，伴厌食、消瘦者，应警惕胃癌的可能性。

（2）胃镜检查　是目前诊断上消化道出血病因的首选检查方法。应在出血后 24～48 小时内进行，称急诊胃镜检查。这可大大提高出血病因诊断的准确性，因为有些病变如急性胃粘膜损害可在短时间内愈合而不留痕迹，有些病变如血管异常在活动性出血或近期出血期间才易于发现，对同时存在两个或多个病变者可确定其出血的病因。急诊胃镜检查还可根据病变的特征判断是否继续出血或估计再出血的危险性，并同时进行内镜止血治疗。

（3）X 线钡餐检查　一般可被胃镜检查所代替，故主要适用于患者有胃镜检查禁忌症或不愿进行胃镜检查者，并以在出血停止和病情基本稳定数天后进行为宜。但需指出，对经胃镜检查出血原因未明，疑病变在十二指肠降段以下小肠段，则有特殊诊断价值。对某些解剖部位的改变，如胃粘膜脱垂、食管裂孔疝的诊断优于一般胃镜检查。

（4）其他　尚有血管造影、放射性核素扫描、吞棉线试验等，可选择应用。

二、鉴别诊断

咯血首先应除外鼻、咽和口腔的出血，同时还须与呕血鉴别。

1．与口腔、鼻腔、咽喉部出血的鉴别

应详询病史，查清出血部位。如血液自前鼻孔流出，发现鼻中隔前下方出血灶，则为鼻出血。鼻腔后部出血则多见血液经后鼻孔沿咽后壁下流。舌根部血管瘤破裂出血，用手可触及包块。拔牙后出血诱因则较明确。必要时应借助鼻咽镜检查或请专科会诊。

2. 与呕血的鉴别

咯血与呕血的鉴别见表4。

表4   咯血与呕血的鉴别

鉴别点	咯血	呕血
病因	肺结核、支气管扩张、肺癌、肺炎、肺脓肿、心脏病等	消化性溃疡、肝硬化、急性胃粘膜病变、胆道出血等
出血前症状	喉部痒感、胸闷、咳嗽等	上腹不适、恶心、呕吐等
出血方式	咯出	呕出
血色	鲜红	棕黑、暗红，有时鲜红
血中混有物	痰、泡沫	食物残渣、胃液
酸碱性	碱性	酸性
黑便	一般无，将血咽下后可能有	有，为柏油样便，呕血停止后仍持续数日
出血后痰性状	常有血痰数日	无痰

【处理】

一、处理原则

中医学把血证的治疗概括为治火、治气、治血三原则。治火又分清热泻火、滋阴降火；治气又有清气降气、补气益气；治血可归纳为凉血止血、收敛止血和活血止血等法。

咯血的处理原则为及时止血，保持呼吸道通畅，防治气道阻塞，维持患者的生命功能，寻找病因并进行病因治疗。上消化道大出血的处理原则是及早补充血容量，纠正失血性休克，及时止血和病因治疗。

二、急救措施

（一）咯血的急救措施

1. 一般处理

（1）体位选择　中量以上咯血者应绝对卧床休息。为减少出血并避免血液流向健侧，患者应保持患侧卧位；当血大量涌出时，也可取头低臀高、出血侧卧位或俯卧位，以便血液迅速流出。当出血侧不能确定时，可采取半坐卧位。

（2）镇静　保持环境安静和情绪稳定。医护人员应临危不乱，果断正确地处理咯血的紧急情况，应安慰患者，消除其紧张恐惧心理，鼓励患者将气道内的血液咯出。如患者过度紧张，烦躁不安，必要时可适当给予小剂量镇静剂，常用安定5～10mg肌肉注射。避免使用强镇静剂。咳嗽剧烈者也可予镇咳剂，但应避免过多使用强镇咳剂，以免抑制咳嗽反射，增加窒息危险。

（3）氧疗　对呼吸增快、呼吸困难的患者，尤其是紧张烦躁，体质虚弱者，应予适当氧疗。氧流量以3～5L/min为宜。

（4）观察　出血期间除应密切观察咯血的量和程度外，对咯血者的呼吸、血压、脉搏、神志也要密切观察。咯血量偏多者应立即建立静脉通路，以利抢救时能迅速使用各种抢救药物。出血量大，有窒息可能时，床旁应备气管切开包及其他抢救器械和设备。如咯血不止，有口渴、烦躁、四肢厥冷、面色苍白或窒息表现，应立即进行抢救。

2．止血药物的应用

（1）一般止血药　通过改善出凝血机制、毛细血管及血小板功能而起作用。因咯血的病因较复杂，故此类药可作为辅助止血药物酌情选用 1～3 种。①维生素 K：维生素 K_1 10mg 肌注或缓慢静注，每日 1～2 次；或维生素 K_4 4～8mg，口服，每日 2～3 次。②安络血：5～10mg，口服，每日 3 次，或 10～20mg 肌注，每日 2～3 次。③止血敏：0.25～0.75g 肌注或静注，每日 2～3 次，或 1g 加入 10％葡萄糖液 500ml 静滴，每日 1 次，或 0.5～1.0g 口服，每日 2～3 次。④氨基己酸：4～6g 加入 10％葡萄糖液 250ml 中静滴，15～30 分钟内滴完，继以每小时 1g 静滴，维持 12～24 小时或更长时间。⑤止血芳酸：0.1～0.2g 加入 25％葡萄糖液 20～40ml 中静注，每日 2～3 次，或 0.3～0.6g 加入 10％葡萄糖液 500ml 中静滴，每日 1～2 次。⑥鱼精蛋白：30～50mg，肌注，每日 2～3 次，或 100mg 加入葡萄糖液 40ml 中静注，每日 1～2 次，连用不超过 3 天。本品用于肝素过量或体内肝素样物质过多所致的出血。

（2）垂体后叶素　疗效迅速而显著，常作为中、大量咯血的首选药物。一般用垂体后叶素 5～10U 加入 10％或 25％葡萄糖液 20～40ml 中，于 10～15 分钟内缓慢静脉注射，继以 10～20U 加入 5％或 10％葡萄糖液 500ml 中缓慢静脉滴注维持。大咯血控制后仍可继续用药 1～2 天，或 2 次，每次 5～10U 肌注，以巩固止血效果。由于该药具有强烈收缩血管和子宫的作用，故高血压、冠心病、肺心病、心衰患者及孕妇忌用。使用中可出现暂时性头昏、心悸、便意、尿意、恶心、腹痛或腹泻等副作用。若出现出汗、胸闷、心悸、过敏性休克时应及时停药。

（3）立止血　含有凝血酶和凝血激酶样物质，可直接作用于内、外源性凝血系统形成凝血活酶，具有凝血和止血的双重效应，且无血栓形成危险。可用于咯血的治疗。紧急时可静注与肌注各 1ku（克氏单位），随后每日肌注 1ku。尤其适用于对垂体后叶素禁忌者。

（4）奥曲肽（善得定）　是一种人工合成的 8 肽生长抑素衍生物，口服无效，必须静脉给药。对垂体后叶素有禁忌或常规止血药物无效的患者可选用该药。常先用 0.1mg 直接静脉注射，继以 0.3～0.4μg/min 静脉滴注维持到出血停止 48～72 小时。

（5）血管扩张剂　本类药物扩张血管，降低肺动脉压及肺楔压，减少肺血流量；降低全身血管阻力，减少回心血量，使肺血管床血流向肢体，起到"内放血"的作用。适用于高血压、冠心病、肺心病、心力衰竭与孕妇伴咯血者。应在补足血容量的基础上运用血管扩张剂。临床常用：①酚妥拉明：10～20mg 加入 5％葡萄糖液 250～500ml 中静滴，每日 1 次，可连用 5～7 天。②硝酸甘油：5～10mg 加入 5％葡萄糖液 250～500ml 中静滴，与垂体后叶素合用更佳。③M 胆碱受体阻滞剂：阿托品 1mg 或山莨菪碱（654-2）10mg，肌注、皮下注射或双侧"内关"穴位注射，止血效果较好。④氯丙嗪：10～15mg 肌肉注射，4～6 小时一次。能降低肺循环、左心室与支气管动脉压力。肝、肾功能不全者慎用。⑤普鲁卡因：常用 0.5％普鲁卡因 10ml（50mg）加入 25％葡萄糖液 40ml 中静注，每日 1～2 次，或 0.3～0.5g 加入 5％葡萄糖液 500ml 中静滴，每日 2 次，见效后减量。对使用垂体后叶素有禁忌者尤为适用，无明显副作用。少数人对本品过敏，首次用药应做皮试。

3．纤维支气管镜（简称纤支镜）下止血

纤支镜不但可检查出血部位，还可用来直视止血，疗效好且迅速。但咯血期行纤支镜检查有加重咯血的危险。现多主张凡常规治疗无效，咯血原因不明，有窒息先兆或休克先兆的患者，如无极度衰弱、严重心肺功能损害等明显禁忌，均应积极进行纤支镜检查并在镜下止血治疗。

操作宜在供氧情况下按纤支镜检查常规进行，结合临床表现和 X 线胸片结果等先尽快找到出血部位，吸尽支气管内血液，找到出血点，然后予以镜下止血。

（1）冷盐水灌洗　4℃冷盐水 500ml 或加入肾上腺素 4mg，每次约 50ml，分次注入出血肺段，停留 1 分钟后吸引，并行面罩给氧或高频通气，多数出血可停止。对内科保守治疗无效，未能明确病灶，又不拟行支气管动脉栓塞或手术治疗者可采用。

（2）气囊导管止血　经纤支镜将气囊导管送入相应出血支气管，使气囊充气或充水，堵塞出血部位，以防出血淹溺健肺，并压迫止血，24 小时后放松气囊，观察数小时无再出血即可拔管。常用于不能手术的大咯血或纤支镜活检后大出血。

（3）局部用药　通过纤支镜对出血灶喷洒0.1%肾上腺素或去甲肾上腺素0.3~0.5ml，或麻黄素 30mg，或凝血酶，或立止血等，对部分出血病例有效。

（4）激光、冷冻止血　对于出血部位明确，位于主气管，第一、二级支气管，纤支镜可达到的部位，出血灶局限，可用低功率 YAG 激光烧灼止血。冷冻治疗肺癌咯血效佳。

4. 手术治疗

出血部位明确，无手术禁忌症的大咯血才可考虑开胸手术治疗，以切除病变肺叶。适用于肺部病变引起的致命性大咯血，且病变限于一叶或一侧肺，经内科积极治疗无效，有可能引起气道阻塞或窒息者。禁忌症：两肺病变广泛，咯血部位未能确定，肺功能不全，全身情况衰弱，凝血功能障碍。

5. 支气管动脉栓塞治疗

适用于有肺功能不全，双侧肺广泛病变而咯血来源又不能明确定位者，晚期肺癌侵入纵隔和大血管者及病情暂不允许手术或病人拒绝手术切除者。一般应在纤支镜确定出血部位，有活动性出血，出血时间小于 12 小时情况下方考虑进行。

6. 病因治疗

咯血的病因很多，应根据不同的病因，采取相应的治疗方法。如急性左心衰竭所致咯血，应按急性左心衰处理；全身性出血性疾病者，可少量多次输新鲜血；肺结核引起的咯血，应抗痨治疗；肺炎所致者，选用敏感的抗生素控制感染；肺肿瘤所致又为手术适应症时，应及早手术。

7. 大咯血窒息的抢救

窒息是咯血病人迅速死亡的主要原因，而大咯血休克死亡者则较少，故防治窒息比大咯血休克的救治更重要，应及早识别和抢救。

（1）警惕窒息发生　有下列情况时应警惕可能发生窒息：①肺部病变广泛伴心肺功能不全，有痰液积聚者；②有支气管狭窄扭曲，引流不畅者；③体质衰弱与咳嗽无力，镇静剂或镇咳药用量过大或于沉睡中突然咯血者；④反复喷射性大咯血不止者；⑤咯血过程中病人精神过度紧张或血块刺激引起支气管与喉部痉挛者。

（2）窒息的临床表现　可有以下几种表现：①患者在咯血时突感胸闷难受，烦躁不安，端坐呼吸，气促紫绀，血液咯出不畅，或见暗红血块；②突然呼吸困难，伴明显痰鸣声（"咕噜声"），神情呆滞，在大咯血过程中咯血突然停止，唇甲青紫；③咯血突然中止，呼吸增速，吸气时出现"三凹征"；或仅从鼻腔、口腔流出少量暗红血液，旋即张口瞪目，双手乱抓，面色灰白转青紫，呼吸音减弱或消失，神志昏迷，大小便失禁等。遇上述情况，应当即立断采取措施。

（3）急救措施　关键是保持呼吸道通畅和纠正缺氧。

①体位引流　立即抱起病人下半身让患者头和上半身低垂，使与床面成60°角，由另一人轻托病人前额使头部向背部屈曲并拍击背部，倒出呼吸道及肺内积血，防止血液淹溺整个气道。对一侧肺已切除，余肺发生咯血窒息者，将病人卧于切除肺一侧，健侧肺在上方，头低脚高。

②清除积血　用压舌板、开口器开启患者紧闭之牙关，挖出口腔及咽喉部积血；用舌钳将舌拉出，用吸引器或大注射器吸尽咽喉积血，或经鼻腔插管或硬质支气管镜插管抽吸血液。

③气管切开　估计治疗时间较长，气道内血块难以清除者，应及时施行气管切开，以利气道内积血和血块的清除并畅通气道。

④氧疗　抢救过程中应给患者吸入较高浓度的氧。一般予30%～50%氧吸入或行高频吸氧，可酌情使用呼吸兴奋剂。呼吸减慢或无自主呼吸者，应予机械辅助通气。

⑤窒息解除后处理　包括继续止血，补充血容量，控制休克，纠正酸中毒，防治感染，防治由大咯血窒息、失血性休克产生的脑水肿、急性肾衰和肺不张等。

（二）上消化道大出血的急救措施

1.一般措施

患者应卧位休息，保持呼吸道通畅，避免呕血时血液吸入引起窒息，吸氧。立即建立有效的静脉通道，必要时作静脉切开。烦躁不安者可给予镇静剂，如地西泮（安定）10mg肌注。对肝病患者忌用巴比妥类药物。活动性出血期间尤其呕血者宜暂禁食，但少量出血者可进流质饮食。若肝硬化并上消化道大出血者，宜在出血停止后1～2天才进流质饮食，且禁蛋白质食物，并口服乳果糖每日30～100ml，使肠道 pH 值降低，抑制氨的吸收，预防肝性脑病。对大出血患者，宜常规留置胃管。

严密监测患者生命体征，如心率、血压、呼吸、尿量及神志变化。观察呕血与黑便情况。定期复查血红蛋白浓度、红细胞计数、红细胞比容与血尿素氮。对老年患者根据情况进行心电监护。

2.迅速补充血容量

迅速补充血容量是处理上消化道大出血的首要措施。应立即配血，在配血过程中，可先输平衡盐液或葡萄糖盐水，开始输液宜快。遇血源缺乏可用右旋糖酐或其他血浆代用品暂时代替输血。改善急性失血性周围循环衰竭的关键是要输足量全血。

（1）紧急输血指征：①患者改变体位出现晕厥、血压下降和心率加快；②收缩压低于90mmHg（或较基础压下降25%）；③血红蛋白低于 7g/L 或红细胞比容低于25%。输血量视患者血流动力学、微循环及贫血改善情况而定，尿量是有价值的参考指标。

（2）输血注意事项：①输血开始时，速度应快，以尽快把收缩压升高至 80～90 mmHg 水平，血压稳定、病情改善后则减慢输血、输液速度，避免依赖升压药来维持血压。②避免输血、输液过多、过快，引起肺水肿，尤其是老年患者及有心、肺、肾疾患者。③输血量过大时，应防止枸橼酸中毒，一般每输血 600～900ml，可从静脉注入 10% 葡萄糖酸钙 10ml，以防低钙。④大量输入库存血时易引起高钾血症，应注意给予高渗葡萄糖，必要时加用适量胰岛素。⑤对肝硬化门脉高压食管胃底静脉曲张破裂出血，应输新鲜血，避免用库存血，以免诱发肝性脑病。

（3）血容量补足的指征：①四肢末梢由湿冷、青紫转为温暖、红润；②脉搏由快、弱转为正常、有力；③收缩压接近正常，脉压差 > 30mmHg；④尿量 > 20ml/小时。

3. 止血措施

应针对不同病因，采取相应的止血措施。

（1）非静脉曲张破裂大出血的止血措施

①制酸药物的应用　胃酸在上消化道出血中起重要作用，抑制胃酸分泌及中和胃酸可达到止血效果。尤适用于消化性溃疡、急性胃粘膜病变、胃泌素瘤、食管裂孔疝等所致的出血。

中和胃酸药：用于控制胃内 pH 值，将其控制在 7.0 时，可减少 H^+ 向胃粘膜的逆弥散，抑制胃蛋白酶的活性而止血。将胃内容物抽尽，用氢氧化铝凝胶 60ml 经胃管注入，15 分钟后测胃液 pH 值，若 < 7，再注入 60ml，以后每小时侧 pH 值一次，使其值维持在 7.0。硫糖铝可轻度中和胃酸，吸附胃蛋白酶和胆酸，在溃疡表面形成一个保护屏障。对出血性胃炎和消化性溃疡患者，用冷生理盐水灌洗使出血暂时停止后，于首日经胃管每 2 小时给药 12g。第二天每 2 小时给药 4g，第三天每 4 小时药 2g，止血效果理想。

H_2 受体阻滞剂：目前临床上常用的有西咪替丁、雷尼替丁和法莫替丁。后两者不仅抗酸作用强，作用时间更持久，且毒副作用相对较轻，应作为首选。急性出血期应经静脉途径给药，用雷尼替丁 50mg 缓慢静脉注射，每 6～12 小时一次；或法莫替丁 20mg 溶入生理盐水或葡萄糖液 20ml 中缓慢静脉注射，每 12 小时一次；也可用西咪替丁 200～400 mg，加入生理盐水或葡萄糖液 20ml 缓慢静注，或加入生理盐水或葡萄糖液 100ml 静滴，每 6 小时一次。

质子泵抑制剂：奥美拉唑（洛赛克），40mg，每 12 小时一次，静注或静滴，可抑制胃酸的分泌。

临床上，对消化性溃疡和急性胃粘膜损害所引起的出血，应常规给予 H_2 受体拮抗剂或质子泵抑制剂。

②去甲肾上腺素　常用去甲肾上腺素 8mg，加入冷生理盐水 100ml 中，每次 30～50ml，口服或由胃管内灌入，半小时一次，共 2～4 次，若有效，可再改为 1 小时一次，共 4～6 次，以后每 2 小时一次，共 4～6 次。

③孟氏液　是一种碱式硫酸铁溶液，有收敛作用，可使局部蛋白凝固、血栓形成而止血。常用 5%～10% 孟氏液 20～100ml 胃管内灌入，若一次收效不显著，可于 4～6 小时后重复应用。因其味涩，酸性强，应避免口服。

④凝血酶　首次剂量宜大（8000～2 万 U），溶入 50～100ml 生理盐水或牛奶、豆汁内口

服或胃管内注入，以后每次 2000～8000U，每 2～6 小时一次，应用次数可视病情而定。凝血酶遇热或在酸性环境中均易失去活性，故溶液温度不要超过 37℃，同时给予抑酸药物，以便得以发挥最大作用。

⑤立止血、善得定及一般止血药物应用，见咯血的处理。

⑥内镜直视下止血　常用方法有如下几种，可视各单位设备及医师的经验选用。

对出血灶喷洒止血药物：内镜下直接对出血灶喷洒止血药物，对局部渗血疗效较好，对动脉性出血疗效较差。常用的药物有去甲肾上腺素溶液、孟氏液、立止血、凝血酶等。

局部注射法：当内镜检查发现喷射性出血或血管显著时，可用局部注射法止血。常用的注射剂有 0.1‰肾上腺素溶液、组织胶、硬化剂、凝血酶、无水酒精、高渗盐水等。以 0.1‰肾上腺素使用较广。其方法是在出血血管周围 1～2mm 处选 3～4 个点，每点注入 0.1～0.3ml。本法安全、有效，且可反复应用。

激光照射法：可供止血的激光有氩激光（Argon）和镱-铝-石榴石激光（Nd－YAG）两种。后者功率大，止血效果好，止血成功率在 80%～90%。其合并症有胃肠穿孔、出血及胃肠胀气等。

微波凝固法：将微波经内镜导入出血部位，使产生热凝固，达到止血目的。

高频电凝止血法：应用高频电流的热效应，使局部组织蛋白变性达到止血，迅速止血率达 87%～96%。主要用于血管显露性出血及有直接出血征象的出血性病变。有出血、溃疡、穿孔等并发症。近年研制出各种形状的带喷水孔的单极电凝头、双极电凝头及四头双极电凝探头，可提高电凝止血的安全性和止血效果。

热探头凝固法：是利用热探头的高温（150℃）接触出血灶，使其组织蛋白质凝固而达到止血。止法疗效确切、安全、简单。

放置止血夹法：内镜直视下放置止血夹子，把出血的血管夹住止血，伤口愈合后此金属夹子自行脱落随粪便排出体外。此法止血既安全又有效，适用于消化性溃疡、急性胃粘膜病变出血的治疗，尤其在小动脉出血时用该法甚佳。

⑦介入治疗　严重消化道大量出血在少数特殊情况下，既无法进行内镜治疗，又不能耐手术，可考虑在选择性肠系膜动脉造影找到出血灶的同时进行血管栓塞治疗，如出血部位局限在某一小动脉，有时可取得良好止血效果。

（2）食管胃底静脉曲张破裂大出血的止血措施

肝硬化门脉高压症患者发生上消化道出血，常是多种因素共同作用的结果，其中，胃粘膜糜烂或溃疡出血约占 30%～40%，因此，它的治疗仍应以上述治疗措施为基础，同时更应重视以下治疗措施：

①降低门脉高压药物　包括血管收缩剂和血管扩张剂两大类。

垂体后叶素：0.2U/min 静脉持续滴注，视治疗反应，可逐渐增加剂量至 0.4U/min。该剂量止血效果较好，但不良反应大。目前主张同时使用硝酸甘油，以减少其不良反应。有冠心病者忌用垂体后叶素。

生长抑素：既适用于静脉曲张破裂出血又适于消化性溃疡、急性胃粘膜病变等所致的出血。疗效肯定，副作用少。用法为首剂 250μg 静脉缓注，继以每小时 250μg 持续静脉滴注。

本品半衰期 1~4 分钟，应注意滴注过程中不能中断，若中断超过 5 分钟，应重新注射首剂。目前常用的是其人工合成的类似品奥曲肽（善得定），常用量为首剂 100μg，静脉缓注，继以每小时 25~50μg 持续静脉滴注 24~48 小时。

硝酸甘油：常与垂体后叶素同时应用。剂量为每 15~30 分钟舌下含 0.4~0.6mg，或静滴 10~40μg/min，应根据患者血压调整剂量。

酚妥拉明：常在静滴垂体后叶素 0.2~0.4U/min 的同时，静滴本品 0.1~0.3mg/min，出血控制后减量维持，止血 12 小时后停药。

其他：尚有利坦色林、硝普钠、维拉帕米、硝酸异山梨酯等。

②三腔二囊管压迫止血　经上述紧急处理出血仍持续不止，又不能立即进行手术治疗者，或出血量大而迅猛者，应立即行三腔二囊管压迫止血。可经鼻腔或口插入三腔二囊管，进入胃腔后先抽出胃内积血，然后注气入胃囊（囊内压 50~70mmHg），向外加压牵引，用以压迫胃底，再注气入食管囊（囊内压为 35~45mmHg），压迫食管曲张静脉。用气囊压迫过久会导致粘膜糜烂，故持续压迫时间最长不应超过 24 小时。放气解除压迫一段时间，观察有否再出血，必要时可重复充盈气囊恢复压迫。本法并发症多，停用后早期再出血率高，不能长期压迫，故宜限于药物不能控制出血时作为暂时止血用，以赢得时间去准备其他更有效的治疗措施。

③内镜下止血　内镜直视下注射硬化剂至曲张的静脉，或用皮圈套扎曲张静脉，或两者同时进行，不但能达到止血目的，而且可有效防止早期再出血，是目前治疗食管胃底静脉曲张破裂出血的重要手段。不但在急性出血期可以止血，而且在出血静止期还可减少或预防再出血。并发症主要有局部溃疡、出血、穿孔、瘢痕狭窄等，注意操作和术后处理可使这些并发症大为减少。另外，以纤维内镜作为传导系统，用 Nd－YAG 激光进行食管静脉曲张破裂出血的止血，安全性大，功率 70~80W，每次照射0.5~1秒，反复照射，直至止血。

4. 手术治疗

对上消化道大出血病人进行急诊手术要慎重，因术后并发症及病死率比择期手术高，仅在严格内科保守治疗及其他方法无效的危重病例，出血部位明确时，才考虑手术治疗。

三、中医治疗

1. 针刺

（1）咳血　选尺泽、鱼际、肺俞、足三里、太溪、涌泉、孔最穴。

（2）呕血　选上脘、大陵、郄门、神门、胃脘穴。

（3）便血　选脾俞、大肠俞、长强、关元、三阴交、承山穴。

每次选用 3~4 穴，施平补平泻法。

2. 中药新制剂

（1）金不换注射液（金不换等制成）　清肺收敛止血。每次 2~3ml，每日 2~3 次，肌注；20ml 加入 50% 葡萄糖液 40ml 中静注，或 40ml 加入 5% 葡萄糖液 500ml 中静滴，每日 1 次。主要用于咯血。

（2）咯血停注射液（槲木、黄芩等制成）　清热泻火，收敛止血。每次 2~4ml，肌注，每日 2~3 次。专用于咯血。

(3) 血宁冲剂（黄芩、黄连、大黄等制成）　清热泻火，凉血止血。每次口服 1～3g，每日 4 次。主要用于上消化道大出血，亦可用于咯血。

(4) 紫地合剂（紫珠草、地捻草等制成）　清热、凉血、止血。将本品放入冰箱冷冻至 3℃～4℃，每次经胃管注入胃内 500～800ml，协助患者左右转动体位，使药液充分接触胃部后，随即抽出，反复 2～3 次，然后再注入 200ml 保留胃内，每日 1～3 次。出血停止后再继续治疗 24 小时，拔出胃管，改为口服。专门治疗胃部大出血。

(5) 大黄醇提片　每次 3g，每日 3 次，口服。

3. 中药传统制剂

云南白药 0.5～1g，每日 3～4 次口服；生大黄粉 3～5g，每日 4 次，温水调服；白及粉 5～10g，用沸水冲调，凉后服，每 2～6 小时一次；三七粉 3g，每日 3 次，口服；紫地宁血散 8g，每日 3 次，口服。

4. 外治法

以蒜泥敷涌泉穴，引热下行治咳血、呕血。

出现厥脱时可选用中药针剂（参见厥脱章）。也可根据病情辨证选用穿琥宁注射液、鱼腥草注射液等。

第六章　消渴危象

消渴危象即现代医学之糖尿病危象，包括糖尿病酮症酸中毒（DKA）、高渗性非酮症昏迷和乳酸性酸中毒三类糖尿病急性代谢紊乱的临床综合征。因前者发生率较高，本章仅讨论DKA。

【病因病机】

Ⅰ型糖尿病常有DKA倾向，Ⅱ型糖尿病在一定诱因下也可发生DKA。DKA的发病大多与增加机体对胰岛素需求的诱因有关。常见的诱因有感染、胰岛素治疗中断或不适当减量、饮食不当、创伤、手术、妊娠、分娩、精神紧张或严重刺激引起的应激状态等。

DKA的发病机制首先由于胰岛素相对或绝对不足，更重要的是其拮抗胰岛素的激素增多，尤其是胰高血糖素、皮质醇、邻苯二酚胺及生长激素增高。前三者增高，均能使肝糖原分解加速，糖异生旺盛，肝糖输出增多，血糖增高；脂肪动员分解加速，酮体形成增加而利用减慢，血酮积聚发生酮症。生长激素在缺乏胰岛素机体中有促进酮体生成作用。因此，胰岛素相对或绝对不足，与拮抗胰岛素的各种激素相对或绝对增多，最终导致高血糖、高酮血症及代谢性酸中毒，是DKA发病机制的中心环节。

【诊断与鉴别诊断】

一、诊断

（一）病史与诱因

有糖尿病病史或家族史，以及上述发病诱因。

（二）临床表现特点

患者在出现明显DKA前，原有糖尿病症状如口渴、多饮、多尿、疲倦加重，并迅速出现食欲不振、恶心、呕吐、极度口渴、尿量剧增，常伴有头痛、嗜睡、烦躁、呼吸深快、呼气中含有烂苹果味。后期呈严重失水状态，尿量减少，皮肤干燥，弹性差，眼球下陷，脉细速，血压下降，四肢厥冷，反射迟钝或消失，终至昏迷。

少数病例表现为腹痛（呈弥漫性），有的相当剧烈，可伴腹肌紧张、肠鸣音减弱或消失，极易误诊为急腹症。

（三）实验室检查

1. 尿检

尿糖、尿酮体强阳性。当肾功能严重损害而肾糖阈增高时，尿糖、尿酮体阳性程度与血糖、血酮体增高程度不相称。可有蛋白尿和管型尿。

2. 血检

血糖多数为16.7～33.3mmol/L（300～600mg/dl），有时可达55.5mmol/L（1000mg/dl）以上。血酮体升高，多在4.8mmol/L（50mg/dl）以上。二氧化碳结合力（CO_2CP）降低，轻者为13.5～18.0mmol/L，重者在9.0mmol/L以下。二氧化碳分压（$PaCO_2$）降低，pH＜7.35。血钾正常或偏低，尿量减少后可偏高，治疗后可出现低钾血症。血钠、血氯降低，血尿素氮和肌酐常偏高。部分患者血清淀粉酶升高，治疗后2～6天内降至正常。血白细胞增多，无感染时也可达10×10^9/L以上，尤以中性粒细胞增高显著。

根据以上所述，DKA的诊断并不困难，临床凡疑诊为DKA的病人，应立即查尿糖和酮体，如尿糖和酮体阳性，同时血糖增高，或有血pH降低者，无论有无糖尿病病史即可诊断。

二、鉴别诊断

DKA病人昏迷者只占少数，如发现有昏迷时尚应与糖尿病的另外几种危象相鉴别，详见表5。

表5　　　　　　　　　糖尿病并发昏迷的鉴别

	酮症酸中毒	低血糖昏迷	高渗性昏迷	乳酸性酸中毒
病史	多发生于青少年，较多有糖尿病史，常有感染、胰岛素治疗中断等病史	有糖尿病病史，有注射胰岛素、口服降糖药、进食过少、体力活动过度等病史	多发生于老年，常无糖尿病病史，常有感染、呕吐、腹泻等病史	常有肝肾功能不全、低血容量性休克、心力衰竭、饮酒、服双胍类药物等病史
起病与症状	慢（2～4天）。有厌食、恶心、呕吐、口渴、多尿、昏睡等	急（以小时计）。有饥饿感、多汗、心悸、手抖等交感神经兴奋表现	慢（数日）。有嗜睡、幻觉、震颤、抽搐等	较急有厌食、恶心、昏睡及伴发病的症状
体征				
皮肤	失水、干燥	潮湿多汗	失水	失水
呼吸	深、快	正常	加快	深、快
脉搏	细速	速而饱满	细速	细速
血压	下降	正常或稍高	下降	下降
化验				
尿糖	阳性卅	阴性或＋	阳性卅	阴性或＋
尿酮体	＋～卅	阴性	阴性或＋	阴性或＋
血糖	显著增高，多为16.7～33.3mmol/L	显著降低，常＜2.8mmol/L	显著增高，一般为33.3mmol/L以上	正常或增高
血酮体	显著增高	正常	正常或稍增高	正常或稍增高
血钠	降低或正常	正常	正常或显著升高	降低或正常
pH	降低	正常	正常或降低	降低
CO_2CP	降低	正常	正常或降低	降低
乳酸	稍升高	正常	正常	显著升高
血浆渗透压	正常或稍增高	正常	显著升高，常＞350mmol/L	正常

【处理】

一、处理原则

DKA 的处理原则是补液纠正脱水、补充胰岛素、纠正电解质紊乱、消除诱因和防治并发症。

二、急救措施

具体措施应根据病情轻重而定，如早期轻症、脱水不严重、酸中毒属轻度、无循环衰竭、神志清醒的患者，仅需给予足量的普通胰岛素（RI），每 4～6 小时一次，每次皮下或肌肉注射 10～20U，并鼓励多饮水，进半流质或流质饮食，必要时静脉补液，同时严密观察病情，监测尿糖、尿酮、血糖与血酮及 CO$_2$CP、血 pH 等，随时调整胰岛素量及补液量，并治疗诱因，一般均能得到控制，恢复到酮症前情况。对重症病例应积极抢救，具体措施如下：

（一）一般处理

1. 查血：包括立即抽血化验血糖、血酮体、钾、钠、氯、CO$_2$CP、BUN 及血气分析等。

2. 留尿标本，化验尿糖与酮体、尿常规，记录尿量。昏迷者应留置导尿管。

3. 昏迷病人应保持呼吸道通畅，吸氧，注意保暖与口腔、皮肤清洁。

4. 严密观察病情变化与精心护理：每 1 小时查尿糖、尿酮体一次，每 2 小时查血糖、血电解质及 CO$_2$CP、血酮一次，直到血糖 < 13.9mmol/L（250mg/dl），CO$_2$CP > 15mmol/L（33vol%），延长至每 4 小时测一次。

（二）输液

输液是抢救 DKA 首要的、极其关键的措施。患者常有重度失水，可达体重 10% 以上。只有在组织器官微循环灌注改善、恢复后，胰岛素的生物效应才能充分发挥，机体代谢才能正常进行。通常使用生理盐水，建立两条静脉输液通路，一条用作补液，另一条用作补充胰岛素。补液总量可按原体重的 10% 估计。如无心力衰竭，开始时补液速度应较快，在 2 小时内输入 1000～2000ml，以便较快补充血容量，改善周围循环和肾功能。以后根据血压、心率、每小时尿量、末梢循环等情况，确定输液量和输液速度。一般从第 2 至第 6 小时约输入 1000～2000ml。第一个 24 小时输液总量约 4000～5000ml，严重失水者可达 6000～8000ml。如治疗前已有低血压或休克，快速输液不能有效升高血压，应输入胶体溶液并采用其他抗休克措施。开始治疗时因血糖较高，不能给予葡萄糖液，当血糖降至 13.9mmol/L（250mg/dl）左右时方改输 5% 葡萄糖液，并在葡萄糖液内加入适量普通胰岛素。如患者清醒，可鼓励饮水。

（三）胰岛素治疗

迅速补充胰岛素是治疗本病的根本措施。近年来推荐小剂量（每小时每千克体重 0.1U）胰岛素治疗方案，因其有简便、有效、安全，较少引起脑水肿、低血糖、低血钾等优点，且血清胰岛素浓度可恒定达到 100～200μU/ml。这一血清胰岛素浓度已有抑制脂肪分解和酮体生成的最大效应，且有相当强的降低血糖效应，而促进钾离子运转的作用则较弱。常用普通胰岛素每小时 0.1U/kg 持续静滴（可用 50U RI 加入生理盐水 500ml 中，以 1ml/min 的速度持续静滴）。亦有采用间歇静脉注射或间歇肌肉注射，剂量仍为每小时每千克体重 0.1U。对伴有昏迷、高热、休克、酸中毒大呼吸、高渗性昏迷或血糖 > 33.3mmol/L 的患者，可加用首次负荷量胰岛素 10～20U 静脉注射。血糖下降速度一般为每小时约降低 3.9mmol/L（70～

110mg/dl）。如开始治疗后 2 小时血糖无肯定下降，提示患者对胰岛素敏感性较低，胰岛素剂量应加倍。在输液及胰岛素治疗过程中，需每 1～2 小时检测血糖、血钾、血钠和尿糖、尿酮体等。当血糖降至13.9mmol/L(250mg/dl)时，改输 5% 葡萄糖液 500ml 加入普通胰岛素 6～12U（按每 2～4g 葡萄糖加 1U 胰岛素计算）静滴，按此浓度持续滴注使病人血糖维持在 11mmol/L 左右，一直至尿酮体转阴、尿糖（＋）时可以过渡到平日治疗，改为皮下注射，但应在停静滴胰岛素前 1 小时皮下注射一次普通胰岛素，一般注射剂量为 8U，以防血糖回跳。

（四）纠正电解质及酸碱平衡失调

1. 纠正低血钾

DKA 患者体内有不同程度缺钾，但失水量大于失盐量，治疗前血钾水平不能真实反映体内缺钾程度。经输液、胰岛素治疗后 4～6 小时，血钾常明显下降，有时可达严重程度。如治疗前血钾水平已低于正常，开始治疗时即应补钾，头 2～4 小时通过静脉输液，每小时补钾约 13～20mmol/L（相当于1.0～1.5g）。或用氯化钾和磷酸钾缓冲液各一半，以防止治疗过程中出现高氯血症，并可加快红细胞 2，3 - 二磷酸甘油酯（2，3 - DPG）含量恢复。如治疗前血钾正常，每小时尿量在 40ml 以上，可在输液和胰岛素治疗的同时即开始补钾。若每小时尿量少于 30ml，宜暂缓补钾，待尿量增加后再补。如治疗前血钾水平高于正常，暂不应补钾。治疗过程中，需定时监测血钾水平，如有条件最好用心电图监护，结合尿量，调整补钾量和速度。病情恢复后仍应继续口服钾盐数天。

2. 纠正酸中毒

轻症患者经输液和注射胰岛素后，酸中毒可逐渐纠正，不必补碱。严重酸中毒可使外周血管扩张，降低心肌收缩力，导致低体温和低血压，并降低胰岛素敏感性。当血 pH 低至7.0～7.1 时，有抑制呼吸中枢和中枢神经功能、诱发心律失常的危险，故应给予相应治疗。但补充碳酸氢钠过多过快又可产生不利的影响，故补碱应慎重。当血 pH 降至7.1，血碳酸氢根 >5.0mmol/L 或 $CO_2CP < 4.5～6.7mmol/L(10～15vol\%)$ 时，给予碳酸氢钠，可用 5% 碳酸氢钠液 84ml 以注射用水稀释成1.25% 溶液，静脉滴注（先快后慢）。若 pH > 7.1，碳酸氢根 > 10mmol/L，$CO_2CP ≥ 11.2～13.5mmol/L(25～30vol\%)$，无明显酸中毒大呼吸者，可暂不予补碱或停止补碱。

（五）消除诱因和防治并发症

1. 抗感染

感染是本症的常见诱因，又是其常见的并发症，应及时发现并积极抗感染治疗。

2. 抗休克

如休克严重且经快速输液后仍不能纠正，应详细检查并分析其原因，如是否合并感染或急性心肌梗死，及时给予相应处理。

3. 防治心力衰竭和心律失常

年老或合并冠状动脉病变，尤其是急性心肌梗死，补液过多过快易导致心力衰竭和肺水肿，应注意预防。可根据血压、心率、尿量、两肺底有否罗音、中心静脉压等情况调整输液量和速度，并视病情应用利尿剂和正性肌力药。血钾过低、过高均可引起严重心律失常，宜用心电图监护，及时发现和治疗。

4. 防治肾衰竭

肾衰竭是本症主要死亡原因之一，其发生与原来有无肾脏病、失水和休克程度、有无延误治疗等有密切关系。强调注意预防，一旦发生，及时处理。

5. 防治脑水肿

并发脑水肿病死率甚高，应着重预防，早期发现和治疗。脑水肿常与脑缺氧，补碱过早、过多、过快，血糖下降过快，山梨醇旁路代谢亢进等因素有关。如经治疗后，血糖有所下降，酸中毒改善，但昏迷反而加重，或虽然一度清醒，但有烦躁、心率快、血压偏高、肌张力增高，应警惕脑水肿的可能，可采用脱水剂如甘露醇、呋噻米以及地塞米松等药物治疗。

6. 处理胃肠道症状

因酸中毒引起呕吐或伴有急性胃扩张者，可用1.25%碳酸氢钠溶液洗胃，清除残留食物，预防吸入性肺炎，并可减轻病情和改善休克。

（六）护理

良好的护理是抢救 DKA 的一个重要环节。应按时清洁口腔、皮肤，预防褥疮发生和继发性感染。细致观察病情变化，准确记录神志状态、瞳孔大小和对光反射、呼吸、血压、心率、出入量等。

第七章 关 格

关格是指二便闭而不通与呕吐不止并见，升降出入将废的临床危重病症，多由水肿、癃闭、淋证、痨瘵等病的晚期发展而来。《伤寒论·平脉法第二》说："关则不得小便，格则吐逆"。《证治汇补》曰："既关且格，必小便不通，旦夕之间，陡增呕恶，此因浊邪壅塞三焦，正气不得升降，所以关应下而小便秘，格应上而生呕吐，阴阳闭绝，最为危候"。其病位主要在肾和膀胱。

关格相当于现代医学中的急、慢性肾衰竭，以及急性感染、外伤等所致的尿毒症。休克等肾前性因素、急性肾小球肾炎等肾性因素、尿路梗阻等肾后性因素引起肾小球、肾小管功能损伤（以肾小管损伤多见），导致急、慢性肾衰竭及其并发症如肠梗阻、肠麻痹等，均可出现并加重水、电解质紊乱，酸碱失衡，使全身诸器官系统功能受损。本章重点介绍急性肾衰竭。

【病因病机】

本病涉及的脏腑较多，其病因病机错综复杂，主要是由于久病体虚，劳倦过度，房事不节，使肾气内伤；或外感六淫疫毒；或内伤饮食、情志；或中毒虫咬，意外损伤，失血失液等致肺、脾、肾三脏功能失调，使水湿内生，浊邪壅塞三焦而成。

少尿期以邪实为主，脾肾衰败、湿浊毒瘀内蕴为其主要病机。

温热疫毒内侵气血，挟湿挟瘀，壅结中阻，三焦不利，上下格拒不通，故恶心呕吐及二便不通。湿浊之邪若蒙蔽心窍，则见神昏、谵语；若侵犯肝肾，或阳损及阴，阴液亏耗，又可见抽搐、皮肤瘙痒、烦躁不安等。水肿、癃闭、淋证之湿热久稽，损伤脾肾，壅塞三焦，终致清气不升，浊气不降，水道不利，形成上格下关。劳伤、久病、房事过度，肾气亏损，开合失利，膀胱气化失职，复感外邪，多脏受病，三焦决渎不行，终成关格重症。大量失血，严重中毒、创伤，内脏受损，病势转逆，可发为关格。

多尿期以正虚为主，邪气虽衰，而正气亦损，阴损及阳，肾阴肾气亏虚，元气衰惫，固摄无权，故出现尿多，伴口渴多饮、神倦乏力、舌红少津、脉细无力等。

恢复期则为邪退正衰，元气未恢复，以脾肾两虚为主。

现代医学认为，肾缺血和肾中毒两大类主要因素可致急性肾小管坏死。严重创伤、严重出血、感染性休克、大手术后等导致循环血量减少，使肾脏灌注不足而缺血。外源性毒素（如蛇毒等生物毒素、磷化锌等化学毒素、氨基糖甙类抗生素之类的药物、造影剂等）和内源性毒素（如血红蛋白、肌红蛋白等）引起肾中毒。中毒造成的肾脏损害，又多有缺血参与。机体代谢产物因肾小管坏死而不能顺利排出，水、电解质失衡和酸碱紊乱相互作用，使全身组织受损，致多器官系统功能衰竭。

【诊断及鉴别诊断】

一、诊断

（一）病史、临床表现

1. 感受温热邪毒、饮食不节、寒热不调，或水肿、淋证、癃闭、臌胀及肌肉挤压、明显抽搐等病因病史。

2. 出现恶心呕吐、不食或厌食、口臭、腹胀等消化系统症状，此系统症状出现最早且最常见；心悸气短等心血管系统症状；腰痛、血尿、少尿或无尿等泌尿系统症状；皮肤粘膜干燥，或突然而起的浮肿，高血压，眼底出血，烦躁甚至昏迷、抽搐等体征。中医认为，关格虽多为本虚标实、虚实错杂之证（本虚即气、血、阴、阳诸虚，实邪有湿浊、瘀血、痰饮，有时兼加外邪），亦有部分患者在病初阶段表现为实证，可见发热、烦躁、胸闷、气促、腹胀痛、谵语、尿少尿闭、大便秘结、舌质红绛、苔黄厚腻、脉实有力等。后期多表现为虚证，有面色萎黄、精神萎靡、心悸气短、尿少尿闭、纳呆便溏、舌淡胖嫩、脉虚无力等。

（二）实验室检查

1. 尿液检查

（1）尿量改变：尿量明显减少（非少尿型急性肾衰竭患者除外），少尿（＜400ml/日）或无尿（＜100ml/日）。

（2）尿常规检查：外观多混浊，尿色深。尿蛋白（＋～＋＋），尿沉渣中可见肾小管上皮细胞、上皮细胞管型和颗粒管型，及少许红细胞、白细胞，有时亦可见色素管型。

（3）尿比重降低且较固定，多在1.015以下，且多为等渗尿或低渗尿。

2. 血液检查

血浆尿素氮、肌酐均升高，其中血浆肌酐每日升高≥44.2μmol/L(多在353.6～884μmol/L或更高。正常参考值：血清尿素氮3.2～7.1mmol/L，血清肌酐88.4～176.8μmol/L)。血清钾升高，大于5.5mmol/L(正常参考值：3.5～5.1 mmol/L)。血pH常小于7.35。实际碳酸氢盐常下降（正常参考值：22～27mmol/L)。

（三）其他检查

如B超、肾区腹部平片、静脉肾盂造影、逆行肾盂造影、CT、放射性核素扫描等，应结合患者具体情况，权衡检查本身对病情影响后选择进行。

（四）分期

1. 少尿期

一般持续5～7天。为多系统损伤危候。尿量常明显减少（非少尿型急性肾衰竭患者尿量虽不少，但血清肌酐每日仍可上升44.2μmol/L以上），尿检查结果异常。血液检查示电解质紊乱、酸中毒。

2. 多尿期

通常持续1～3周。尿量明显增加，多为低渗尿，多系统损伤表现逐渐减轻。但注意脱水致高钠血症及血压下降，加重多系统损伤。

3. 恢复期

肾功能恢复正常或基本恢复正常。尿量正常或偏多。

二、鉴别诊断

1. 癃闭

癃闭是指小便量少，点滴而出，甚则小便闭塞不通为主症的一种疾患，一般无呕吐或见轻度呕吐。但发展到严重阶段可转为关格。

2. 肠痈

肠痈以腹痛为主症（右下腹痛拒按），或兼有便闭、呕吐。

3. 转胞

转胞是以脐下急痛为主的小便不通，或有呕吐的兼症。多由于强忍小便，或饱食忍尿，或忍尿入房，或惊忧暴怒，使水气上逆，气逆于胞（膀胱），使尿液潴留不通，预后良好。

【处理】

一、处理原则

关格病属本虚标实之证，治本当缓，治标当急，即先疏利三焦，畅通水道并疏通肠腑，使便通气畅，邪有出路。但要中病即止，避免邪去正伤。待急症缓解后，则要标本兼顾，扶正祛邪。上格症状明显者，应先止吐。

二、急救措施

（一）少尿期

重点是调节水、电解质和酸碱平衡，控制氮质潴留，供给足够营养和治疗原发病。

1. 纠正血液动力学障碍

纠正血液动力学障碍，及时补液、输入血浆或蛋白等，以尽快补充有效循环血量，并密切观察记录血压、尿量变化；处理并避免应用肾毒性物质及控制感染；加强护理，尤其是对有心、肝、肾疾病及老年人、手术后患者。

2. 营养治疗

严格限制蛋白质摄入，尽量采用口服补充营养成分，不能口服者经鼻饲和胃肠道外营养疗法。最好采用高渗葡萄糖制剂（＞100g/日），用高生物效价蛋白质（0.6g/kg体重），适量补充氨基酸液，使用英特利匹特（脂肪乳剂）可以提供足够的必需脂肪酸和总热量，以减少蛋白质分解。

3. 按照"量出为入"原则补充入液量

24小时补液量等于显性失液量与不显性失液量之和减去内生水量。为避免因限制补液量而致血容量不足，加重肾损害，延长少尿期，根据以下补液量适中的指标判断补液量：①皮下无脱水或水肿征。②每日体重不增加。若体重增加超过0.5kg，示体液过多。③血清钠浓度正常。若偏低，且无失盐基础，示体液过多。④中心静脉压在0.59～0.98kPa（6～10cmH$_2$O）之间，若高于1.17kPa（12cmH$_2$O），示体液过多。⑤胸部X线片血管影正常。若显示肺充血征象，示体液过多。⑥心率快，呼吸频速，血压升高，若无感染征象，应怀疑体液过多。在有透析支持的情况下可适当放宽入量。

4. 利尿

小剂量多巴胺（每分钟1.5μg/kg）可扩张血管，提高肾血流量，增加肾小球滤过率，部分患者可产生利尿反应（在24小时内应用效果较好），缩短少尿期。袢利尿剂（呋塞米）可试用，若产生利尿反应，亦可缩短少尿期时间。静脉滴注甘露醇可使少部分患者（尤其是低血容量者）产生利尿反应，但不宜常规运用，因有肾毒性。

5．纠正酸碱失衡、电解质紊乱

严格限制含钾药物和食物的摄入，并使用离子交换树脂 15～20g，每日 3 次口服。当血清钾超过6.5mmol/L，则需立即处理。

（1）在心电图监护下，给予 10%葡萄糖酸钙 10～20ml 经稀释后静脉缓推注（5 分钟），可对抗钾的心脏毒性，但持续时间较短。

（2）5%碳酸氢钠 100～200ml 静脉滴注，或11.2%乳酸钠 40～200ml 静脉注射，尤其适合于伴有酸中毒的患者。

（3）静脉注射 50%葡萄糖液 50ml 加普通胰岛素 10U，可使钾离子转移到细胞内，持续时间 4～6 小时。

（4）透析疗法为治疗高钾血症最有效的方法，适合于以上措施无效和伴有高分解代谢的急性肾衰竭患者，后者以血液透析治疗为宜。

6．防治感染

自透析疗法应用以来，感染已成为少尿期的主要死亡原因。常见感染部位为呼吸道、泌尿道、血液、胆道、皮肤等，根据细菌培养和药敏试验选用对肾无毒性而敏感的抗生素预防和治疗感染，如第二或第三代头孢霉素、各种青霉素制剂、大环内酯类等。近年来，耐甲氧西林金黄色葡萄球菌等耐药菌引起的医院内感染渐增多，有时权衡利弊后，可谨慎地选用万古霉素等抗生素，但要密切观察临床表现。

7．透析疗法

透析指征：①急性肺水肿；②高钾血症，血清钾在6.5mmol/L 以上；③血清尿素氮21.4mmol/L以上，或血清肌酐 442μmol/L 以上；④无高分解代谢状态，但无尿 2 天或少尿 4 天以上；⑤酸中毒，实际碳酸氢盐常低于 22mmol/L，pH＜7.25；⑥高分解代谢状态，血清肌酐每日升高超过176.8μmol/L，或血清尿素氮每日升高超过8.9mmol/L，血清钾每日上升1mmol/L以上；⑦少尿 2 天以上，并伴有下列情况之一者：体液潴留（如眼结膜水肿、心音呈奔马律、中心静脉压增高）、尿毒症症状（如持续呕吐、烦躁、嗜睡）、高血钾（血清钾＞6.0mmol/L，心电图示高血钾改变）

常用的透析疗法有三种：血液透析、腹膜透析、连续性动静脉血液滤过。

（二）多尿期

进入多尿期的第 1～2 天按少尿期的原则处理。维持水、电解质和酸碱平衡（避免脱水、低钾血症、低钠血症的发生），控制氮质血症，治疗原发病和防治各种并发症。可适当增加蛋白质摄入，以利于患者肾脏细胞的修复和再生，补液量应逐渐减少（比出量少 500～1000ml），并尽可能经消化道补充体液，以缩短多尿期。对不能起床的病人，注意防治肺部和尿路感染。

（三）恢复期

定期随访肾功能，避免使用肾毒性药物。

（四）中医中药

1．一般处理

（1）止吐　生姜汁滴舌，或用玉枢丹 15g，温开水送服。

（2）通利二便　甘遂1.5g，面粉包裹，火内煨熟，取出研末，加入麝香0.1g，用饭捣为丸，淡姜汤送服。若痛、吐、胀、闭明显者，用大黄、厚朴、莱菔子各30g，枳实、枳壳各15g，芒硝、鸡内金、桃仁、杏仁各10g，煎汤后胃管注入，每日一剂，每次100～150ml，灌后夹管1小时后放开，4～6小时重复使用。

2．静脉用药

（1）丹参注射液　用于关格挟瘀患者。每次20～40ml加入5％或10％葡萄糖500ml，静脉滴注，每日1次。

（2）生麦注射液　用于关格兼气阴两虚者。每次20～30ml加入50％葡萄糖20ml，静脉注射，每日2～3次，以后逐渐增量稀释，静脉滴注。

（3）磷酸川芎嗪　功效活血行气，祛风止痛，对关格挟瘀患者较好。每次120～160mg加入5％或10％葡萄糖500ml，静脉滴注，每日1次。

3．针灸治疗

可针刺关元、气海、中极、天枢、水沟、膀胱俞、阴陵泉等穴位。

4．其他疗法

（1）复方大黄灌肠液（大黄、槐花、崩大碗）　功效泻下攻积，清热泻火，活血祛瘀，凉血止血，对关格湿热浊邪内蕴者，效果较好。每次100～150ml加温开水至300ml，高位保留灌肠，每日1～2次，10日为一个疗程，休息5日后，再进行一个疗程。

（2）结肠灌注Ⅰ号（大黄20g，黄芪30g，红花15g，丹参30g，水煎至250ml）　功效泻下攻积，活血祛瘀，益卫固表，利水消肿，适用于治疗急性肾衰竭。每次125ml高位灌肠，每日1～2次，

（3）安宫牛黄丸　功效清热凉血，镇惊开窍，对关格出现神昏谵语、舌苔黄腻者，效果较好。每次1丸，温开水化服，每日1～2次，

（4）大蒜25g（切碎），食盐500g，共置锅内炒热，布包敷关元穴。治肾后性肾衰尿潴留。

第八章 卒 中

卒中又名中风，是由于风、火、气、痰、瘀、虚，产生气血逆乱，导致脑脉痹阻或血溢脑脉之外，临床以猝然昏仆，不省人事，伴有口眼㖞斜，言语不利，半身不遂；或不经昏仆，而仅以㖞僻不遂为主症的一种疾病。临床上分中经络（无神志昏蒙者）和中脏腑（有神志昏蒙者）两大类。多见于中、老年人，四季皆可发病，但以冬春二季最为常见。

卒中相当于现代医学中的急性脑血管疾病，系在原有脑部血管病变的基础上，血液循环障碍而导致以局部神经功能缺失为特征的一组疾病。根据其病因、病理可分为：出血性脑血管疾病，缺血性脑血管疾病，高血压脑病，颅内血管畸形，颅内动脉瘤，脑动脉炎，脑动脉硬化等。根据其发病性质分为两类：出血性中风（脑出血、蛛网膜下腔出血）和缺血性中风（短暂性脑缺血发作及因脑血栓形成、脑栓塞引起的脑梗死）。有发病急骤、病情凶险、变化迅速、病死率与致残率均较高等特点。

【病因病机】

本病以本虚标实、下虚上实，或阴虚阳实、气虚血实为特点。多发生于中年以后，脏腑气阴不足为其基础，各种原因，特别是情志的剧变与波动，诱发体内阴阳气血调节之逆乱，升降失常，以致于气、血、痰、火诸邪胶结为患，乘上逆的阳气壅塞于脑即发为中风。中于经络，则为半身不遂，偏身麻木；中于脏腑则不识人。临床上常见两大类。

1. 肝肾阴虚，肝阳偏亢，内风时起

暴怒或情志剧变，则肝气暴逆上攻，气、血、火均随暴逆之肝阳上冲于脑，风火迫血外溢而发病，脑窍闭阻，经络受阻，津液凝滞，诸般危象俱作（此类病机常见于出血性中风）。

2. 五脏功能衰颓

脾肾两亏，心肝血虚，血运无力，津不运化，痰浊内生，一旦劳累过度，耗伤元气，则血运更加呆滞，停聚于脑，痰瘀阻滞经络，闭塞脑窍而发病（此类病机常见于缺血性中风）。

若发生中风，即形成因虚致实，因实致虚，诸邪胶合，相互为虐的恶性病理因果转换链，主宰并推动疾病的演变和发展。

现代医学认为，急性脑血管疾病的发病机制是长期高血压病、动脉硬化、粥样斑块脱落、脑血管畸形等致脑组织局部动脉血管壁因血压冲击形成动脉瘤，在情绪激动或用力过度等诱因下，血管壁无法承受突然升高的血压而破裂出血，血液流入蛛网膜下腔即称蛛网膜下腔出血。颅腔内容物增多，颅内压力增高，继发脑血管痉挛引起脑组织广泛性缺血性损害和脑水肿，同时大量积血或凝血块沉积于脑底，使脑脊液回吸收受阻，继发急性脑积水和颅内压急剧升高，进一步减少脑血流量及加重脑水肿，甚至于脑疝形成。诸种因素（如风湿性心瓣膜病等）导致动脉损伤，血栓形成并脱落，或动脉硬化，粥样斑块脱落，栓子随血液流入颅内细小动脉并堵塞血管，兼脑血管反射性痉挛，加重堵塞远端脑组织缺血缺氧。若脑血栓形成缓慢或栓子细小，血管堵塞程度不重，或能建立相对有效的侧支循环，相应部位脑组织损伤不重，或仅为暂时性损伤。

【诊断与鉴别诊断】

一、诊断

（一）诊断要点

1. 临床表现

神志恍惚、迷蒙，甚至昏迷或昏愦，半身不遂，口舌㖞斜，舌强言謇或不语，偏身麻木。

2. 发病特点

起病急骤，病情危重，多有后遗症。

3. 病史特征

（1）多伴有高血压、动脉硬化、脑血管畸形、心脏病等病史。

（2）发病前多有短暂性的单侧肢体乏力、偏瘫、麻木，失语，失眠，头痛，肉瞤，眩晕等先兆症状。

（3）多有诱因，诸如恼怒、兴奋、失眠、操劳、屏气用力、酗酒、气候变化、创伤等诱因。

4. 好发年龄及体质

多见于40岁以上，体肥者。

5. 辅助检查

（1）血压　血压高者，多见于脑出血或脑血栓形成。血压正常者，多见于蛛网膜下腔出血或脑栓塞。

（2）脑脊液　压力高，为血性者，多为出血性中风。压力正常，无血液者，多为缺血性中风。

（3）头颅CT扫描　出血性中风可见出血部位高密度阴影，缺血性中风则在相应区域可见低密度梗死灶。

（4）脑血管造影　可显示脑血管破损部位或堵塞部位。

（二）分期分级

1. WHO分类方案

1990年WHO发表了第三个脑血管病分类方案，按中风时态的演变而分为三类：

（1）好转型中风　卒中后病情进行性好转、缓解。

（2）恶化型中风　卒中后病情进行性恶化，相当于进展型卒中。恶化的时间可持续数分钟、数小时或更长，又分为渐进型、阶梯型、波动型恶化等病程类型。

（3）稳定型中风　卒中病人在观察期间脑神经缺损症状很少变化，但应明确具体病程（如中风已稳定72小时）。

2. 中医的分期分级

（1）分期

急性期：发病后 2 周以内。中脏腑最长至 1 个月。

恢复期：发病 2 周或 1 个月至半年以内。

后遗症期：发病半年以上。

（2）分级：有两种方法。

第一种，采用全国中医急症研究会（1981 年 8 月，长春）中风病诊疗规范。

轻度：中络、中经证。中络：偏身或一侧手足麻木，或兼有一侧肢体力弱，或兼口眼歪斜，言语不利者。中经：半身不遂，口眼歪斜，舌强言謇或不语，偏身麻木，而无神志昏蒙者。

中度：中腑证。半身不遂，口舌歪斜，舌强言謇或不语，神志恍惚或迷蒙者。

重度：中脏证。神昏或昏愦，半身不遂，口舌歪斜，神志清醒后，多有舌强言謇或不语。

中脏、中腑常见闭、脱两证。闭证：突然昏仆，不省人事，两手握固，牙关紧闭，痰涎壅盛。偏痰火者，更见面赤而热，气粗如喘，舌苔黄腻，脉弦滑数；偏寒痰者，则见静而不烦，面白唇紫，四肢不温，苔白滑腻，脉象沉滑。脱证：突然昏仆，不省人事，目合口开，鼻鼾息微，手撒遗尿，舌痿，脉细弱。肾阴大亏，虚阳上越者，更见足冷面热，脉象阴微阳浮；阳衰者，则见唇缓涎出，手足厥逆，脉象沉伏。

第二种，根据全国脑病协作组第二次会议通过的中风病辨证诊断标准（1993．11.1 实施）。

≥ 7 分	为证候诊断成立
7 ~ 14 分	轻度
15 ~ 22 分	中度
≥23 分	重度

二、鉴别诊断

（一）与痿证、神昏、厥证、痫证、痉证的鉴别

1．痿证

以肢体筋脉弛缓，软弱无力，甚至肌肉萎缩为主症。早期可有吞咽困难、语謇、肢体瘫痪、呼吸困难等。但多有外感热病过程，且瘫痪多为双侧或截瘫，无神志失常。部分痿证与外感无关而呈周期性睡醒后瘫痪，每次发作数日即痊愈。

2．神昏

中脏腑型中风应与脑外伤、脑髓痰核、癌瘤等所致的神昏、偏瘫区别。颅脑外伤有外伤史，头部可查见创伤瘀肿；脑髓痰核、癌瘤则在神昏偏瘫发生前就有渐进性头痛、呕吐、失眠、一侧肢体无力等症状。借助于脑血管造影及 CT 可鉴别。

3．厥证

以突然昏仆、颜面苍白、不省人事、大汗淋漓、四肢厥冷为主的一种病证，但持续时间短暂，且醒后无半身不遂、口舌歪斜、言语不利等后遗症。

4．痫证

起病急骤，突然昏仆，不省人事，常伴口中作声、四肢抽搐、口吐白沫、双目上视、二便失禁，醒后如常人，但可复发。

5．痉证

以四肢抽搐，项背强直，甚至角弓反张为主症，持续时间较长，神昏多出现在抽搐之后，无半身不遂、口舌歪斜等症状。

（二）几种不同中风类型的鉴别（见表6）

表6　　　　　　　　　　　　　常见中风的鉴别诊断表

	缺血性脑血管疾病		出血性脑血管疾病	
	脑血栓形成	脑栓塞	脑出血	蛛网膜下腔出血
发病年龄	多在60岁以上	青壮年多	55～65岁者多见	各组年龄均有
常见原因	动脉粥样硬化	风湿性心脏病	高血压及动脉硬化	动脉瘤、血管畸形、动脉粥样硬化
起病时状况	多在安静时	不定	多在活动时	多在活动时
起病急缓	较缓（时、日）	最急（秒、分）	急（分、小时）	急（分）
昏　迷	较轻	少见，短暂	深而持续	少见，短暂较浅
头　痛	无	少有	神志清楚者有	剧烈
呕　吐	少见	少见	多见	多见
血　压	正常或增高	多正常	明显增高	正常或增高
瞳　孔	多正常	多正常	脑疝时患侧大	患侧大或正常
眼　底	动脉硬化	可能见动脉栓塞	可能见视网膜出血	可能见玻璃体下出血
偏　瘫	多见	多见	多见	无
颈强直	无	无	多有	多明显
脑脊液	多正常	多正常	血性，压力增高	血性，压力增高
CT检查	脑内低密度区	脑内低密度区	脑内高密度区	蛛网膜下腔可见高密度影

【处理】

一、处理原则

根据急则治标、缓则治本及实则泻之、虚则补之的总原则，中风急症处理原则是顾命、救急、截断。顾命和救急的核心在于分清"闭"与"脱"。"闭"者重在降逆复苏，开窍启闭；"脱"者重在益气养阴，回阳固脱。截断在于截断其虚虚实实的恶性因果转换链，阻止疾病的恶性演进。进入恢复期则全力以赴重建脏腑阴阳气血的平衡。

二、急救措施

（一）一般处理

1．绝对卧床，头偏一侧，保持安静。尽量少搬动病人，以免造成或加重出血，使病情加剧。对烦躁不安者，可用安定类药物，但剂量不宜太大，以免影响观察意识水平。不能用鸦片类药物，在颅内压增高的情况下这类药物可能导致呼吸突然停止。

2．严密观察和记录体温、呼吸、血压、面色、瞳孔、二便、神志、脉象、舌象等变化并及时处理。

3．维持心、肺功能，是抢救急性脑血管疾病的重要措施。

最好作心电监护，以便于及时发现心律变化所导致的血液循环障碍并立即处理，使心功能维持稳定。

清除口腔、鼻腔内的粘液、呕吐物等。对口噤者，要注意其舌头，避免向后缩；装有义齿者，取出义齿；牙关紧闭，抽搐者，可用开口器开口，或用纱布垫牙，以免咬伤舌头；通气功能欠佳或氧分压减低者，及时插入气管套管，加压给氧，或行气管切开术，使用人工呼吸机。

4．维持营养，保证水、电解质的平衡，限制钠盐摄入。48 小时内的急性脑血管疾病，如有意识障碍、呕吐频繁等，暂禁食；48 小时以后，可经鼻饲饮食，以牛奶、豆浆等流质为主；每天记录出入量并监测水、电解质情况，以便及时调整补入液体量。

5．加强护理，预防继发性感染。肺炎、泌尿系统感染、褥疮是急性脑血管疾病最常见的继发性感染和并发症。

（二）"中性"治疗

一时无法确定是出血性还是缺血性脑血管病时，建议采用"中性"治疗，并严密观察病情变化。

1．脱水降颅压治疗

病人嗜睡、呕吐，可能出现颅内压增高，用 20％甘露醇 250ml 静脉滴注，8～12 小时一次。

2．保持血压稳定

口服降压药，不能口服者可肌注利血平0.5～1mg。

3．维持水、电解质平衡

10％葡萄糖加等量的等渗盐水或林格氏液，但每日总量不超 1500ml。

"中性"治疗只能应用 1～2 天，一旦确诊即转入出血性或缺血性脑血管病的特殊治疗。

（三）急性出血性脑血管病的急救

1．降低颅内压和控制脑水肿

降低颅内压和控制脑水肿，以防止脑疝形成是急性期处理的一个重要环节。多运用高渗脱水剂、利尿剂、肾上腺皮质激素。快速静脉滴注 20％甘露醇 250ml，6～8 小时一次；或用地塞米松 10mg 加入脱水剂内静脉滴注；亦可用呋塞米 20～40mg 加入 50％葡萄糖 40～60ml 静脉注射，6～8 小时一次，其反跳作用较强。为减轻反跳现象，可在两次运用甘露醇之间使用葡萄糖。注意纠正水、电解质紊乱及酸碱失衡，尤其是伴有心力衰竭患者。

2．控制血压

控制血压是防止进一步出血的重要措施。血压过低可致脑供血不足，过高则加重脑出血。一般情况下，收缩压在 180mmHg 以内或舒张压在 105mmHg 以内可观察而不用降压药。对血压过低者，查明原因，及时处理，并选用多巴胺、间羟胺等升压药物；对血压过高者，可肌注利血平 1mg，必要时可重复应用。

3．止血

止血药、凝血药，对脑出血并无效果，合并有消化道出血或有凝血障碍时可使用。常用的有 6－氨基己酸、对羧基苄胺、安络血等。并发消化道出血患者，尚可经胃管鼻饲或口服云南白药、三七粉及冰牛奶、冰盐水等。

4．缓解脑血管痉挛

可静滴钙离子拮抗剂，如尼莫地平。

5．手术治疗

手术治疗，清除血肿，解除脑疝，挽救生命和争取神经功能恢复或根除动脉瘤。对生命体征尚稳定，心肾功能无明显障碍，年龄不太大者，可考虑手术。

（四）急性缺血性脑血管病的急救

1．控制血压

将血压维持在比患者病前平日的或患者年龄应有的稍高的水平。一般急性期不使用降压药，以免血压过低而导致脑血流灌注量的锐减，使缺血区发展恶化（血压过高除外）。若血压过低，可加强补液或给予适量升压药。

2．缓解脑水肿

如缺血区域大或发病急骤时均可能产生脑水肿，加剧病灶部位灌注不足及加重缺血缺氧，甚至产生脑疝。用20%甘露醇250ml，静脉滴注，每日2～4次，但须注意失水和电解质紊乱。

3．增加脑血流量，改善脑血液循环

静脉注入一定量的液体以达到扩容的目的，常用低分子右旋糖酐静脉滴注，有颅内压增高者及心功能不全者禁用。

4．抗血栓治疗

（1）抗凝剂：防止血栓扩延和新的血栓发生。用药期间，经常监测凝血酶原时间和凝血时间，并须备有硫酸鱼精蛋白、维生素 K_1 等对抗剂。有出血倾向、溃疡病史、严重高血压、肝肾疾患和年龄过大者禁用。肝素 12500～25000U（溶于 10% 葡萄糖 500～1000ml 内）静滴（4～6 小时内滴完），共 3 天，出现出血时可用鱼精蛋白静脉推注或加入生理盐水中静脉滴注，以中和最后一次肝素（100U 肝素需要用鱼精蛋白 1mg，每次剂量不得超过 50mg，一般用其 1% 溶液缓慢静脉注射或静脉滴注）。低分子肝素皮下注射，每日 1 次，亦可起到抗凝作用。

（2）溶血栓剂：限用于起病的极早期或渐进型中风。注意出血并发症。尿激酶第一天静滴 10 万～20 万 U（加入生理盐水 250ml 内），第二天改为 20 万～30 万 U 静滴，共 6 天，7 天为一疗程。有出血倾向、低纤维蛋白原血症、败血症、空洞型肺结核、严重肝病、心内膜炎、近期有出血史者忌用。亦可运用链激酶或蛇毒制剂。

5．其他治疗

（1）脑代谢活化剂，如细胞色素 C、三磷酸腺苷。

（2）脑保护剂，如地塞米松、维生素 C、维生素 E。

（3）原发病的治疗，如细菌性心内膜炎的抗生素治疗。

（4）其他治疗，如高压氧舱疗法。

6．手术治疗

对急性小脑梗塞产生了脑肿胀及脑内积水的病例，可紧急行脑室引流术，或去除坏死组织，挽救生命。其他手术一般在起病后 3～6 周进行，以免可能产生出血性梗塞。

（五）中医中药

1．醒脑开闭

（1）针刺开闭　取十二井穴放血，针人中、涌泉、太冲、丰隆、风池、内关、照海等穴，强刺激，留针 15 分钟。

（2）注射剂开闭

清开灵注射液：适用于风火痰热蒙蔽心窍之中风阳闭证。每次 40～60ml 加入 10％葡萄糖液 250～500ml 中静脉滴注，每日 1～2 次。或用醒脑静注射液每次 40ml 加入 10％葡萄糖液 250ml 中静脉滴注，每日 1～2 次；或用本品 4ml，肌肉注射，每日 3 次。

复方丹参注射液：适用于急性中风之属于瘀血闭阻者。每次 20～40ml 加入 10％葡萄糖液 250～500ml 中静脉滴注，每日 1～2 次。

川芎嗪注射液：功效活血行气，祛风止痛，适用于中风急性期，尤其是缺血性中风者。每次 80～240mg 加入 10％葡萄糖液 250～500ml 中静脉滴注，每日 1 次。

脉络宁注射液（玄参、牛膝、红花、党参、石斛、金银花、炮山甲等）：功效养阴清热，活血化瘀，适用于缺血性中风患者。每次 20～30ml 加入 10％葡萄糖液 250～500ml 中静脉滴注，每日 1～2 次。

（3）成药开闭

温病三宝：安宫牛黄丸、至宝丹、紫雪散选其中之一，功效清热化浊解毒，镇惊开窍，泻火通便，适用于中风痰热内盛之阳闭证。每次 1 丸，每日 2 次，温开水灌服或鼻饲。

苏合香丸：功效芳香开窍，行气温中，适用于中风寒湿痰浊内盛之阴闭证。每次 1 丸，每日 2 次，温开水化服或鼻饲。

回天再造丸：适用于中风湿痰偏盛之阴闭证。每次 1 丸，每日 2 次，温开水化服或鼻饲。

云南白药：功效止血及活血化瘀，适用于出血性中风。每次0.3～0.5g,每日 3 次，温开水灌服或鼻饲。

生大黄：功效泻下攻积，清热泻火，活血祛瘀，适用于中风急性期中经络者。每次 15g，温开水泡服（或略煎，去渣），每日 1～2 次，至腑气通畅为止。

（4）开噤通关：乌梅、冰片、生南星制成散剂，擦大白齿龈上。具有开窍醒神，祛风止痉等功效，治中风卒倒，口噤不开。

2．回阳固脱

（1）针灸固脱

艾灸神阙（隔盐灸）、关元、气海，每穴灸 15～20 分钟。适用于阳气暴脱证。

选涌泉、合谷、足三里，中度刺激，持续留针，间接捻转。适用于内闭外脱证。

（2）注射剂固脱

生麦注射液：适用于中风气阴欲脱证。每次 20～40ml 加入 25％葡萄糖 40ml 中静脉注射，30 分钟一次；或用本品 100ml 加入 5％葡萄糖 500ml 中静脉滴注。

参附注射液：适用于中风阳气欲脱证。每次 20～40ml 加入 25％葡萄糖 40ml 中静脉注射，30 分钟一次；或用本品 80ml 加入 5％葡萄糖 500ml 中静脉滴注。

人参注射液：适用于中风元气暴脱证。每次 30～60ml 加入 5％葡萄糖 250ml 中静脉滴注，每日 1～2 次。

附：【疗效评定标准】

采用计分方法，着眼于神志、语言、运动功能的恢复程度。

（一）计分方法

1．神志状态：神志清醒 4 分；神志恍惚（思睡，唤醒后能与人言）3 分；神志迷蒙

（嗜睡，呼之答不确切）2分；神昏1分；昏愦（神昏同时兼有脱证）0分。

2. 语言表达：正常4分；一般表达，命名不能，3分；说话成句而表达不全2分；不能说单词、词组1分；语言不能或基本不能0分。

3. 上肢肩关节：正常4分；上举全而肌力差3分；上举平肩或略过肩2分；上举不到肩1分；不能动或前后略摆动0分。

4. 上肢指关节：正常4分；手指分别动作有效而肌力差3分；握拳伸指2分；屈指，握不成拳，不会伸1分；不会动0分。

5. 下肢髋关节：正常4分；抬高45°以上3分；不足45°2分；摆动能平移1分；不能动0分。

6. 下肢指关节：正常4分；伸屈自如，力弱，3分；伸屈不全2分；略动1分；不会动0分。

7. 综合功能：生活能自理，自由交谈，4分；独立生活，简单劳动而有部分功能不全，3分；可行走，部分自理，尚需人辅助，2分；可站立迈步，需人随时照料，1分；卧床0分。

（二）疗效评定

满分28分，起点分最高不超过18分，其疗效评定：

1. 恶化：病情加重，积分减少或死亡者。

2. 无效：积分增加不足4分者。

3. 有效：积分增加超过4分以上者。

4. 显效：积分增加超过10分者。

5. 基本痊愈：积分达24分以上者。

第九章　神　昏

神昏是以神志不清、不省人事为主症并伴有高热、痉厥或阴竭阳脱以及原发病的表现为特征的危重急症。多见于温病邪入营血阶段，或中风、厥脱、痫证、痰证、鼓胀、消渴等发展到严重阶段。根据其临床表现分为虚实两类。实证：如热毒、痰浊、风阳、瘀血阻蔽清窍，致阴阳逆乱，神明被蒙而致昏迷者。虚证：气血虚耗，阴阳衰竭，不相维系，清窍失养，神无所倚而昏迷。虚实夹杂证者：如既属热痰壅盛，内蒙清窍，又兼气血耗散，神不守舍，以致内闭外脱的昏迷。

神昏即现代医学昏迷，是脑功能的严重障碍，主要是大脑皮层和皮层下网状结构发生高度抑制的一种危急状态。常见于急性传染病的极期和急性感染性疾病、脑血管疾病、肺性脑病、肝性脑病、酸中毒、尿毒症、重度中暑、药物及食物中毒等疾病的危重阶段。根据其程度分为三个阶段，即轻度昏迷、中度昏迷、深度昏迷。轻度昏迷：意识大部分丧失，无自主运动，对声、光刺激无反应，对疼痛刺激尚可出现痛苦的表情或肢体退缩等防御反应，角膜反射、瞳孔对光反射、眼球运动、吞咽反射等可存在。中度昏迷：对周围事物及各种刺激均无反应，对于剧烈刺激或可出现防御反射，角膜反射减弱，瞳孔对光反射迟钝，眼球无转动。深度昏迷：全身肌肉松弛，对各种刺激无反应，深、浅反射均消失。

【病因病机】

本病属于心和脑受扰而发的病证。心为君主之官，"心藏神"，"心主神明"；脑为"元神之府"，是髓海之所聚与"清窍"之所在。故凡温热病邪蒙蔽心窍；或风痰瘀血上扰清阳，闭阻清窍；或心神失养，神无所倚，均可导致神昏。

外感时邪，蕴结化热，或感染疫毒，热毒炽盛，内陷心营或脑络，扰及神明，而致神昏谵语。感受湿热之邪，或素体脾虚湿盛，湿聚成痰，兼受热邪之煎灼，痰热互结，上蒙清窍，神明不用，发为昏迷。胃肠热结，或阳明燥实不通，郁久化热，痰热交阻，上扰清阳，闭塞清窍而神昏。邪热入血，熬血成瘀，或素有瘀血内阻，邪热入里，与瘀相结，闭塞心脑而致昏迷。外感温热病，或汗、吐、下太过，或热邪久羁，均可伤津耗液，甚则阴枯液竭，造成心神失养而致昏迷。或寒邪直中少阴、厥阴，逼阳外越，神无所附。或久病，脏腑虚损，或邪已去正将亡，元气耗竭，精气消亡，表现为阳气欲脱，神明失守而致昏迷。

现代医学认为，引起神昏的因素包括：①全身性疾病：如败血症之类的重症急性感染；肝性脑病、尿毒症之类的内分泌与代谢障碍；一氧化碳中毒；高温中暑、触电之类的物理性损伤等。②颅脑非感染性疾病：如急性脑血管疾病、脑占位性病变、颅脑外伤等。这些因素可致脑缺血、缺氧、葡萄糖供给不足、酶代谢异常，使脑细胞代谢紊乱，造成网状结构功能损害和脑活动功能减退，均可产生严重的意识障碍——昏迷（意识持续性中断或消失）。

【诊断及鉴别诊断】

一、诊断

（一）诊断要点

1．症状

神志不清，不省人事。轻者嗜睡昏蒙，重者昏不识人。

2．发病特点

起病多急骤。

3．病史特征

多有外感邪毒或虚衰劳损的病史。

4．体格检查

详细检查生命体征（体温、脉搏、呼吸、血压）、神志、瞳孔及神经系统，以助病因诊断及判断预后。

5．辅助检查

血、尿、大便常规检查，脑脊液检查，头颅 CT 检查等有助于诊断。

（二）病类诊断

1．闭证

突然神昏，牙关紧闭，口噤不开，两手握固，大小便闭，肢体强痉。

（1）阳闭　伴有面赤，身热，气粗口臭，躁扰不宁，舌苔黄腻，脉弦滑或数。

（2）阴闭　伴有面白唇暗，静卧不烦，四肢不温，痰涎壅盛，舌苔白腻，脉沉滑或缓。

2．脱证

突然神昏，不省人事，目合口张，鼻鼾息微，手撒肢冷，汗多，二便自遗，脉微欲绝。

（1）亡阳　伴有面色晦暗，无热畏寒，神情淡漠，全身湿冷，舌淡苔白。

（2）亡阴　伴有面唇苍白，发热烦躁，肢厥不温，脉细数。

二、鉴别诊断

1．晕厥

晕厥乃厥证之一，平素多有眩晕。表现为突然眩晕昏仆，神志不清，大汗淋漓，四肢厥冷，乃气血逆乱，元神被蒙之证，多为一过性意识丧失，一般移时苏醒，复如常人。

2．癫病（脏躁）

多发生于青壮年，女性多见，为一种精神障碍性疾病，表现形式多种多样，可能出现迷惘、昏睡状态，甚至强直性昏厥，亦可能出现突然失眠、失语等。神经系统检查多无异常，可自行缓解、苏醒，或经暗示治疗而获效。常有反复发作史，每次发作均与精神因素有关，且伴有情感反应（如眼角噙泪）、主动抗拒（如在扒开病者的双眼时，病者的眼睛反而闭合更紧）等。

3．多寐

多寐又称多眠、多卧，乃困倦欲睡之症，多因湿盛、脾虚、气虚所致，易被唤醒，无意识障碍。

4．痫证

发作时精神恍惚，甚则突然仆倒，昏不知人，口吐涎沫，两目上视，四肢抽搐，或口中作猪羊叫声。多为突然发作，发作片刻又可自行恢复，一如常人。有反复发作史，每次发作症状相似。

【处理】

一、处理原则

1．醒神开窍，急治其标

用中西医结合综合治疗方法，采用不同途径给药，尽快解除病人神昏的危候。

2．杜其神昏之源，以治其本

神昏与热毒、风、痰、亡阴、亡阳的关系密切，为本病之源。治疗重点当为清热、解毒、祛风、豁痰、救阴、回阳，杜其神昏之源，以治其本。

二、急救措施

（一）一般处理

保持呼吸道通畅，必要时行气管切开术。

吸氧，纠正缺氧，保持组织细胞的氧张力，根据病人缺氧程度，选择氧流量。

输液以维持水、电解质平衡。

（二）对症处理

1．呼吸衰竭的处理

在吸氧、保持呼吸道通畅的情况下，用呼吸中枢兴奋剂刺激呼吸中枢或刺激颈动脉化学感受器以处理中枢性呼吸衰竭。可选用以下药物：

（1）山梗菜碱 3～6mg，肌注或静脉注射，定期给药，或 9～18mg 稀释于 5%或 10%葡萄糖溶液 250～500ml 内静脉滴注。

（2）尼可刹米0.375g，肌注或静脉注射，也可与山梗菜碱交替注射，每 2～4 小时一次。

（3）回苏灵 8mg 肌注，或加入 25%葡萄糖注射液 20ml 中缓慢静脉注射，或以 16mg 稀释于生理盐水或 5%葡萄糖溶液 250～500ml 内静脉滴注。

（4）美解眠对延髓呼吸中枢、循环中枢均有强力兴奋作用，常以 100mg 缓慢静脉注射，或 100～200mg 稀释后静脉滴注。

2．维持循环功能

颅内及全身严重的感染中毒和代谢性疾病等原因引起的神昏，常出现血压下降，循环衰竭，应立即使用升压药。用间羟胺 10～20mg 肌注，每 30～120 分钟一次，或 40～100mg 加入生理盐水或 5%葡萄糖溶液 500ml 内静脉滴注。或用多巴胺 20～60mg 加入 5%葡萄糖溶液 250～500ml 内静脉滴注，每分钟 20 滴左右（每分钟不宜超过 500μg）。若血容量不足，可输入低分子右旋糖酐、林格氏液等。

3．降低颅内压和控制脑水肿，以防止脑疝形成

用 20%甘露醇 250ml 快速静脉滴注，每日 1～2 次。病情严重时，可 6～8 小时一次。脑疝时，可采用静脉注射。亦可用 50%葡萄糖注射液 40～100ml 静脉注射，4～6 小时一次，但应注意反跳现象，可与甘露醇交替使用。可用呋塞米 20～40mg 加入 50%葡萄糖 40～60ml 静脉注射，6～8 小时一次。肾上腺糖皮质激素类药物可降低毛细血管通透性，减轻脑水肿，

可试用氢化可的松 100～200mg 加入 10％葡萄糖溶液 100～200ml 中静脉滴注，每日 1～2 次。

4．纠正电解质紊乱和酸碱平衡失调

（1）呼吸性酸中毒：设法改善呼吸道通气功能，对严重的酸中毒患者，可用 5％碳酸氢钠 100～200ml 静脉滴注。

（2）高钾血症：10％葡萄糖 500ml，静脉滴注；或用 50％葡萄糖注射液 50ml 加普通胰岛素 10U，静脉注射。

（3）低钾血症：用 10％氯化钾 10ml 加入 5％葡萄糖 500～1000ml，缓慢静脉滴注。补钾的处理应注意：①无尿不宜补钾。②必须每日按心电图和/或血清钾的检查结果来决定补钾量。

5．保护脑组织

（1）降低脑代谢，减少脑耗氧量：对因颅内出血、颅内感染和全身的急性感染中毒所致的中毒性脑病引起的神昏，以及心跳骤停后复苏的患者，特别对伴有高热、躁动和抽搐者，采用头部降温法（头置冰袋 2～3 个，或戴冰帽）及亚冬眠疗法（氯丙嗪、异丙嗪各按 1～2mg/kg 体重计算，用其总量的 1/3～1/4，肌肉注射，4～6 小时一次）。若仍烦躁不安或惊厥者，两次用药之间还可加用地西泮、水合氯醛或苯巴比妥钠。血压低于 90/60mmHg 者则不用氯丙嗪。在人工冬眠治疗期间，必须严密观察体温、脉搏、呼吸、血压。

（2）脑细胞代谢促进剂

三磷酸腺苷（ATP）40mg，辅酶 A 50U，细胞色素 C 15～30mg，加入 5％或 10％葡萄糖 250～500ml，静脉滴注，每日 1 次（运用细胞色素 C 须先作皮肤试验）。

5.75g/20ml 谷氨酸钠 60～100ml 加入 5％或 10％葡萄糖 500ml，静脉滴注。

γ－酪氨酸 3g 加入 5％或 10％葡萄糖 1000ml，静脉滴注。

肌苷 200～600mg 肌肉注射，或加入 5％或 10％葡萄糖 500ml，静脉滴注。

（3）苏醒剂：改善脑细胞的代谢，促进意识恢复。

氯酯醒 250mg，肌肉注射，或加入 5％或 10％葡萄糖 250ml，静脉滴注。

克脑迷 1g，加入 5％或 10％葡萄糖 500ml，静脉滴注（注意：溶液必须新鲜配制，静脉滴注的速度不宜过快，并常更换静脉以避免发生静脉炎。冠心病患者忌用）。

咖啡因 0.5g，肌肉注射，每日数次。

另外，还可运用纳络酮（阿片受体拮抗剂）。

6．其他

如癫痫发作时可用苯巴比妥钠 0.1～0.2g，肌肉注射；地西泮（安定）10mg，肌肉或静脉注射。

（三）病因治疗

针对病因采取及时果断的措施是治疗本病的关键。故在积极对症抢救的同时尽快找出原因并及时处理，如感染性疾病所致的神昏，须及时抗感染治疗；低血糖所致者则补糖即可使患者苏醒；糖尿病昏迷者给予胰岛素治疗；而药物中毒者，应根据其具体中毒药物运用其对抗剂及解毒剂。

（四）中医中药

1．开窍应急措施

（1）针灸治疗

针刺人中、太冲、合谷、涌泉穴，强刺激，不留针。适用于因实而致的神昏。

针刺人中、十宣、大椎、涌泉、劳宫穴，用泻法。适用于高热神昏。

针刺内关、丰隆、气海穴，用泻法。适用于痰浊蒙蔽心窍所致的神昏。

艾灸百会、关元、神阙、三阴交等穴。适用于因虚脱而致的神昏。

（2）注射剂的运用

清开灵注射液：适用于闭证之阳闭者。每次 40ml 加入 5％或 10％葡萄糖 250～500ml 中静脉滴注，每日 1～2 次。

参附注射液：适用于亡阳所致的神昏。每次 40ml 加入 10％葡萄糖 250～500ml 中静脉滴注。

生麦注射液：适用于亡阴所致的神昏。每次 20～40ml 加入 25％葡萄糖 40ml 中静脉注射，每 15～30 分钟一次；或 100ml 加入 10％葡萄糖 500ml 中静脉滴注，每日 1～2 次。

复方丹参注射液：适用于各种原因所致的神昏，尤其是瘀阻心窍者。每次 20～40ml 加入 5％或 10％葡萄糖 250～500ml 中静脉滴注，每日 1～2 次。

人参注射液：适用于阴竭阳脱所致的神昏。每次 30～60ml 加入 5％葡萄糖 250ml 中静脉滴注，每日 1～2 次。

醒脑静注射液：适用于热盛神昏。每次 20～40ml 加入 5％葡萄糖 250ml 中静脉滴注，每日 1～2 次。

（3）中成药

安宫牛黄丸：功效清热解毒，镇惊开窍，主治高热神昏，中风痰迷（阳闭）。每次 1～2 丸，鼻饲，4～6 小时一次。

苏合香丸：功效芳香开窍，行气温中，适用于神昏而属阴闭者。鼻饲，每次 1～2 丸，6～8 小时一次。

至宝丹：功效清热开窍，化浊解毒，适用于痰热蒙蔽心脑之神昏。每次 1 粒，鼻饲或灌服，4～6 小时一次。

（4）搐鼻开窍：用少许通关散吹入鼻内取嚏开窍，适用于痰迷心窍，突然昏迷，口噤手握，牙关紧闭，不省人事等症。本方为外用的临时急救方法，只适宜昏厥属闭证者，脱证忌用。此外，癫痫、中风、颅脑外伤、孕妇等所致的昏厥亦不适用。

（5）烟熏：适用于闭证、实证神昏较轻者。用长管状纸捻，外涂清凉油，点燃后吹灭，使烟从另一端冒出，吸于鼻孔内，或将发烟端放于鼻下。

（6）擦牙：取乌梅或白矾、青盐等份，研末后擦牙，有开闭醒神的作用。

第十章　中　暑

中暑是夏日酷暑高温所引起的以高热、出汗、烦渴、心慌、头晕，甚则神昏、抽搐等为主要表现的一种不具有传染性的急性热病。本病诱因常为炎夏时节，露天劳作，强度大，时间久，或过度疲乏，或长途跋涉，或通风不良。发生的时令是在夏至之后。病邪是暑邪。病位多在上焦，以心和心包为主。见神昏、抽搐、肢厥者，是最急迫之症。历代常称暑痫、暑风、暑痉、暑厥、暑闭。

本病的临床表现和病程经过与现代医学的中暑及高温损害大致相同。常发生于高温和湿度较大的环境中，是以体温调节中枢障碍、汗腺功能衰竭和水电解质丢失过多为特征的疾病，有热痉挛、热衰竭、热（日）射病几类。热痉挛主要表现为剧烈运动、大量出汗后肌肉痉挛，无明显体温升高；热衰竭是由于体液和体钠丢失过多、补充不足所致的周围循环衰竭；热（日）射病则为大量体热蓄积于体内，表现为除高热（＞40℃）外，尚有无汗、意识障碍，主要是由于高温环境下内源性产热过多或体温调节功能障碍引起散热减少所致。

【病因病机】

1．外感暑热

盛夏酷暑之季，感受暑热或暑湿秽浊之气，邪热内郁，蒙蔽清窍，致升降失司，气化失常，阴阳气血失衡，终成中暑。

2．正气虚弱

素体气虚之人，元气亏乏，脾胃虚弱，不足以抗御外界天气之亢热，且"热伤气"，使人正气亦虚，暑热之邪趁虚而袭，发为中暑。

3．痰湿内阻

素体多痰多湿之人易中暑。《时病论》说："酷暑之气鼓动其痰，痰阻心包所致"。夏季多雨潮湿，肥人多痰多湿，一旦外感暑热，内外合邪为患，体热不易散发而易中暑。

4．劳倦诱发

夏日炎炎，曝晒之下，暑气蒸逼弥漫，适逢露天劳作，饥饿疲倦，睡眠不足，正气内虚，脏腑调节功能失常而容易感受暑热时邪。暑热内闭不能外达，或波及阳明，或邪气入营，蒙蔽心包，或扰动肝风，或热灼阴液，阳亢风动，发为中暑。

现代医学认为，机体通过肝脏、骨骼肌等产热，又通过辐射、传导、对流、蒸发等散热，下丘脑体温调节中枢使机体的产热和散热达到一定平衡，以维持体温的相对恒定。高温和湿度较大的环境不利于蒸发、对流等，导致大量体热积聚，过高的体温直接损伤细胞，引起广泛性器官功能障碍。同时出汗等引起的水、钠丢失可造成水及电解质紊乱，全身血管扩张等，导致周围循环衰竭等，加重全身器官缺血缺氧损伤。

【诊断及鉴别诊断】

一、诊断

（一）诊断要点

1．临床表现

高热汗出，口渴，神昏，抽搐，肢厥，面垢或面色苍白。

2．发病特点

起病急骤，来势急迫，恰如矢石中人，昏仆倒地，且传变急速。

3．发病季节

有明显季节性，即发于夏季气候炎热之时。

4．发病诱因

病前常有在高温环境中劳作或烈日下长途行走等诱因。

具有两个以上临床表现，结合季节、诱因等方面的特点即可确定诊断。血清钠的测定等检查有助诊断。

（二）分类

1．中暑阳证

大热，大汗，大渴，烦躁，大便结燥，小便黄赤，舌质红，少津，脉洪。常为突然昏倒的先兆。

2．中暑阴证

四肢厥冷，冷汗不止，恶寒身凉，精神疲惫，脉细微。若卒然仆倒，昏不知人，默不作语，四肢冰凉，息短气粗，喘促不已，牙关紧闭，谓之"暑厥"。

3．中暑动风

高热，烦躁，汗出，骤然昏倒，神迷不清，四肢抽搐，角弓反张，牙关紧闭，舌质红绛，谓之"暑风"。

二、鉴别诊断

1．外感发热

初起多见鼻塞、流涕、喷嚏、咳嗽等表证。

2．中风

多为情志过极，心火暴盛，或劳累或饱食饮酒后发病；多发生于40岁以上，以冬春季为多；病前常有头晕、头痛、肢体麻木等先兆，发病一般无高热、恶寒、胸闷、大汗等症状，昏倒后多有半身不遂或语言障碍、口眼歪斜等表现。

3．气厥

多见于中青年女性；病前有暴怒抑郁之诱因；病时突然昏倒，不省人事，口噤握拳，四肢冰冷，面色苍白，烦躁不安，气息急促，脉沉弦（类似于现代医学中的"癔病"）。

4．痉证

发病前有外感、失血、金创病史；有颈项强直、四肢抽搐、角弓反张、口噤的症状，进食盐水无助于病情的缓解。

5. 痫证

发作时猝然昏仆、神志不清，多伴有手足抽搐、两目上视、牙关紧闭、口吐涎沫，常发出类似"五畜"的叫声，醒后如常人；发病无明显的季节性。

6. 脑部感染性疾病

如流行性乙型脑炎、结核性脑膜炎、化脓性脑膜炎、脑型疟疾，有高热、神昏、抽搐等症状，神经系统检查可查见有病理反射和脑膜刺激征；周围血白细胞升高或可查见疟原虫；脑脊液压力升高，其特殊检查可资鉴别。

7. 中毒性菌痢

夏秋之交，突发以神昏、烦躁、抽搐等为主要表现的严重毒血症；大便镜检有白细胞、脓细胞、红细胞和巨噬细胞；大便培养发现痢疾杆菌。

【处理】

一、处理原则

迅速脱离现场为其要，治以醒脑开窍法救其急，清热涤暑法治其本，掌握养阴时机兼治中暑挟邪。

二、急救措施

（一）降温治疗

降温速度决定患者预后。通常应在 1 小时内使直肠温度降至37.8℃～38.9℃。

1. 体外降温

迅速将患者转移到通风阴凉处，仰卧并稍垫高上身，脱去衣服，按摩四肢皮肤，使皮肤血管扩张，加速血液循环，以促进散热。对无循环虚脱患者可采用冰水擦浴或将躯体浸入27℃～30℃水中传导散热；对有循环虚脱患者则可采用15℃冷水反复擦湿皮肤或同时使用电风扇、空气调节器等方法加强蒸发、对流散热。

2. 体内降温

体外降温无效者，可用冰盐水进行胃或直肠灌注，也可用20℃或9℃无菌生理盐水进行腹膜透析或血液透析，或将自体血液体外冷却后回输体内降温。

3. 药物降温

一般降温无效，但出现寒战时可用氯丙嗪 25～50mg 加入 500ml 中静脉滴注 1～2 小时，用药过程中随时观察血压变化，血压下降时应减慢滴速或停药。

（二）并发症治疗

1. 昏迷

处理见第九章。

2. 心律失常、心力衰竭和代谢性酸中毒

给予对症处理。心力衰竭合并肾衰竭有高钾血症时，避免运用洋地黄。

3. 低血压

补充循环血容量，运用生理盐水或乳酸林格氏液静脉输入；在已补足血容量而仍然是低血压的情况下，可酌情静脉滴入异丙肾上腺素以提高血压，但须注意心律和心率变化。不用缩血管药，否则影响散热而加重病情。

4．肝衰竭合并肾衰竭

若发生急性肾衰竭者，其处理参见第七章；积极改善肝功能并运用 H_2 受体拮抗剂（如法莫替丁）或质子泵抑制剂（如奥美拉唑）预防上消化道出血；有条件的情况下肝衰竭者可行肝脏移植术。

5．弥散性血管内凝血

弥散性血管内凝血的早、中期，积极运用肝素等抗凝，肾上腺糖皮质激素抗细胞毒性治疗及山莨菪碱以协助改善微循环；弥散性血管内凝血的中、晚期则采用补充血小板及凝血因子，运用纤溶抑制物，进行溶栓处理等。

（三）监测

降温期间作连续体温监测，避免体温降得过低。

留置导尿，监测尿量，应保持尿量 > 30ml/小时。

应校正动脉血气分析结果。体温高于 37℃时，每升高 1℃，PaO_2 降低7.2%，$PaCO_2$ 增加4.4%，pH 值下降 0.015。

严密监测凝血酶原时间、血小板计数和纤维蛋白原。

（四）中医中药

1．针灸治疗

针刺人中、十宣、大椎、涌泉、劳宫穴，用泻法。或用三棱针刺人中、曲泽、委中，使之出血。

2．指针治疗

以拇指代替毫针，点陷人中、承浆、昆仑、太溪、十宣等。

3．注射剂的运用

（1）清开灵注射液　适用于中暑阳证、中暑动风。每次 40ml 加入 5% 或 10% 葡萄糖 250～500ml 中静脉滴注，每日 1～2 次。

（2）醒脑静注射液　适用于中暑阳证、中暑动风。每次 20～40ml 加入 5% 葡萄糖 250ml 中静脉滴注，每日 1～2 次。

（3）参附注射液　适用于中暑阴证。每次 40ml 加入 10% 葡萄糖 250～500ml 中静脉滴注。

（4）生麦注射液　适用于中暑气阴两脱证。每次 20～40ml 加入 25% 葡萄糖 40ml 中静脉注射，每 15～30 分钟一次；或 100ml 加入 10% 葡萄糖 500ml 中静脉滴注，每日 1～2 次。

（5）复方丹参注射液　适用于各型中暑。每次 20～40ml 加入 5% 或 10% 葡萄糖 250～500ml 中静脉滴注，每日 1～2 次。

（6）人参注射液　适用于中暑气脱证。每次 30～60ml 加入 5% 葡萄糖 250ml 中静脉滴注，每日 1～2 次。

4．中成药

安宫牛黄丸、紫雪丹、至宝丹具清热解毒，行气化浊，镇惊开窍之功效。每次 1～2 丸，4～6 小时一次，水调灌服或鼻饲。根据病情也可选用苏合香丸。

5．搐鼻开窍

用蟾酥、梅片、雄黄各 2g，细辛 3g，牛黄 1g；或用牙皂、细辛各 3g，樟脑 2g。将药捣研极细，混合后装瓶中密闭贮存。每次取少许药粉吹入鼻中，使之喷嚏。或用少许通关散吹入鼻内取嚏。脱证患者及孕妇忌用。

6. 刮痧治疗

选择眉心、两太阳穴、喉头两侧、两肩部、背部、腋中线、肘窝等处施以刮痧疗法，以皮肤出现潮红或紫红为度。

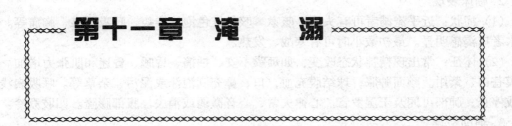

第十一章 淹溺

淹溺是人淹没于水或其他液体中，由于液体充塞呼吸道及肺泡或反射性引起喉痉挛发生窒息和缺氧，并处于临床死亡状态。从水中救出后暂时性窒息，尚有大动脉搏动者称为近乎淹溺。

【病因病机】

当发生溺水后，机体本能屏气以避免水进入呼吸道。稍过一段时间，因缺氧而无法继续屏气，水顺着压力差大量地进入呼吸道、肺，使肺不能进行正常的气体交换，导致缺氧加重和二氧化碳大量潴留并代谢性酸中毒。有两种可能情况：①湿性淹溺：喉肌松弛，吸入的大量水分浸没呼吸道和肺，引起窒息，逐渐神志丧失，发生呼吸停止，心室颤动。②干性淹溺：喉痉挛窒息所致缺氧，神志丧失，而呼吸道和肺很少或无水吸入。淹溺分淡水淹溺和海水淹溺两类：

1. 淡水淹溺

（1）淡水的渗透压低于血浆和其他体液，当水进入肺泡后大量渗入血液循环，降低了血浆渗透压，导致溶血反应，引起高钾血症和血红蛋白尿。

（2）淡水灭活肺泡表面活性物质，使肺的顺应性下降，使肺泡塌陷萎缩，发生通气/血流比例失调，不能进行有效的气体交换。

（3）淹溺迅速复苏后，因肺泡损伤，肺隔毛细血管内血浆成分渗透到肺泡腔，引起广泛的肺水肿或微小肺不张。

2. 海水淹溺

（1）海水渗透压高于血浆和其他体液，血浆成分顺渗透压差进入肺泡腔，产生肺水肿，减少气体交换。

（2）海水直接损伤肺泡上皮和肺毛细血管内皮细胞，加重肺水肿。

淡水淹溺和海水淹溺均可因肺水肿发生而影响肺的通气和换气功能，故有低氧血症、高碳酸血症及混合性酸中毒。多数淹溺者猝死的原因是严重心律失常。

【诊断】

熟悉现场，目睹事故者，不难诊断。淹溺患者，神志丧失，呼吸停止，大动脉搏动消失。近乎淹溺者，其表现则个体差异大，并与溺水持续时间、溺水的性质等有关。

1. 溺水史

尽快了解溺水时间长短，是海水还是淡水。

2．临床表现

（1）症状：近乎淹溺者可有头痛、咳嗽、咳粉红色泡沫样痰、呼吸困难、胸痛等。淹溺海水者口渴感明显。最初数小时可有寒战、发热。

（2）体征：常出现精神状态改变，如烦躁不安、抽搐、昏睡、昏迷和肌张力增加。皮肤粘膜苍白、紫绀。颜面肿胀、球结膜充血，口、鼻充满泡沫或泥污、杂草等。呼吸表浅、急促或停止；肺部可闻及干湿罗音。心律失常、心音微弱或消失。腹部膨隆。四肢厥冷。

3．辅助检查

血生化检查和动脉血气分析提示低氧血症、酸中毒、低钠血症；若发生溶血反应，可有高钾血症，血和尿中出现游离血红蛋白。吸入海水较多者，可有暂时性血液浓缩，有轻度高钠血症。胸部 X 线检查常见斑片状浸润，重者有两肺弥漫性肺水肿征象。

【处理】

一、处理原则

救出水面，通畅气道，清除积水，复苏心肺。

二、急救措施

（一）一般处理

1．通畅气道

及时将患者救出水面，撬开牙关，迅速清除口鼻腔中的污水、污物、分泌物及其他异物，拉出舌头，以免阻塞呼吸道，同时解开其衣服、腰带。

2．迅速倒水

迅速倒水，倒不出水时，应立即进行人工呼吸，以免延误抢救措施的进行。下面介绍几种倒水方法。

（1）俯卧法：救护者呈半跪位，将患者腹置于其曲屈的膝部，头部放低，并用手置于其背部作有节奏的按压，以便尽快倒出呼吸道和胃内的积水，兼具有进行人工呼吸的作用。

（2）骑牛法：将患者横伏于牛背上，头部朝下，赶牛走动，这样既可倒水，又可辅助人工呼吸。

（3）倒提法：将患者的腹部置于救护者的肩部，使其头部下垂，然后抓住患者的双踝关节，迅速跑动，以利排水，同时达到有节奏按压胸部的目的。

3．心肺复苏（方法见总论第四章第一节）

（1）对昏迷和呼吸停止者，采取口对口人工呼吸和供氧，尽力向患者肺内吹气后，双手按压胸部，尽量排出肺内气体。有条件的情况下进行气管插管术，正压给氧。

（2）心跳停止者，配合人工呼吸进行胸外按压。

在入院过程中，不应停止心肺复苏。

（二）医院内处理

1．药物治疗

若仍未能恢复呼吸、心跳功能，应配合运用药物处理。

（1）静脉推注肾上腺素 1mg，若无效，可考虑改用以下方法之一。①间歇注药：每 3～5 分钟静脉推注 2～5mg。②级进增量：3 分钟间隔，静脉推注 1mg→3mg→5mg。③大剂量：3

~5分钟静脉推注0.1mg/kg体重。

（2）静脉推注尼可刹米0.375mg，亦可选用山梗菜碱或回苏灵。

2．氧疗

高浓度给氧或正压氧治疗（吸入的氧气须首先经过湿化处理），或高压氧舱治疗。

3．保温

如体温过低则进行复温处理。

4．脑复苏

控制脑水肿，可适当过度换气，使 $PaCO_2$ 维持在 25～30mmHg 之间，或静脉滴注甘露醇以降低颅内压、缓解脑水肿（处理各论见第九章）。

5．并发症的防治

（1）纠正酸中毒和水、电解质紊乱（处理见各论第七章）。

（2）处理肺水肿：毛花甙丙0.4mg 加入 10％葡萄糖 250ml 中静脉滴注，必要时于2～4小时再给予0.2～0.4mg，每日总量不能超过1.2mg；或 2.5％氨茶碱 10ml 加入 10％葡萄糖 100ml 中静脉滴注；呋塞米 40～80mg 加入 10％葡萄糖 100ml 中静脉滴注；20％甘露醇 40ml 加2.5％氨茶碱 10ml，呋塞米 20mg，静脉注射；氢化可的松 100～200mg 或地塞米松 10～20mg，加入 10％葡萄糖 100ml 中静脉滴注。若为淡水淹溺者，可用 20％甘露醇静脉滴注，亦可交替静脉注射 50％葡萄糖以脱水利尿。

凡血压稳定，以上疗法效果不佳者，可采用放血疗法，可放血 300～400ml。

（3）抗感染：溺水时，呼吸道常吸入污水、泥垢、杂物，容易引起吸入性肺炎，故根据具体情况选用恰当的抗感染药物，以防治肺部感染。

（三）中医中药

1．将溺水者救出水面，倒出积水后，用拇指按压或针刺强刺激人中、内关、合谷、十宣、涌泉、关元等穴位，以激发自主呼吸。待苏醒和呼吸道通畅后，可在关元作隔姜灸 30～50壮。

2．立即灌服独参汤或参附汤以回阳救逆。

3．恢复呼吸心跳后，可煎服生姜红糖水以祛寒暖胃，同时按摩其躯干、四肢，促进血液循环。神志尚不清者，可灌服苏合香丸；咳嗽喘逆者，服用麻杏石甘汤，或用急救丹、华佗救溺死方。

第十二章　意 外 伤

第一节　电击伤

　　一定量的电流或电能（静电）通过人体引起组织不同程度损伤或器官功能障碍（甚至发生死亡），称为电击伤（俗称触电）。电击伤包括低压电（≤380V）、高压电（＞1000V）和超高压电（或雷击，电压10000万V，电流30万A）电击伤三类。电击伤常使触电者发生心跳骤停和呼吸停止，甚至直接造成心、脑、肺等器官的严重伤害。高电压损伤、雷击损伤还可引起电热灼伤。

【病因病机】

　　电击伤的常见原因是人体误触电源、带电导体，或在高压电场和超高压电场中，电流或静电电荷经空气或其他介质电击人体。意外电击可因各种电器设备使用不当造成。风暴、地震、火灾使电线断裂也可使人体意外触电。雷击常见于农村旷野。

　　电损伤对机体的危害取决于接触电压的高低、电流的强弱、直流电还是交流电、频率、通电时间、接触部位、电流方向和所处环境气象条件等。低压电和高压电均可使器官的生物电节律周期性发生改变。电流使肌肉强烈收缩。交流电较直流电对机体的危害更大，体现在使机体持续痉挛抽搐，并"牵引住"机体，使人无法挣脱电流，15～150Hz交流电可引起心室颤动（尤其是频率为50～60Hz者）。中枢神经系统即使接触的电流强度小于100mA，也可导致神经传导阻断，若累及脑干，则呼吸迅速停止。

　　电流能量转化为热量，使局部组织温度升高，引起灼伤。电压越高，电流越强，产热越多，对组织的损伤越重。高电压可使局部组织温度高达2000℃～4000℃。又如雷击为直流电，电压达300万～20000万V，电流达2000～3000A，其产生的一瞬间的温度极高，可使组织迅速"炭化"。机体深部组织电阻低，如肌肉、脂肪、肌腱、内脏器官，极易被电热灼伤。因血液是很好的导体，故血管壁最易遭受灼伤而闭塞，其血管远端组织缺血而加重损伤。损伤的组织发生水肿，压迫血管，受压血管远端组织缺血加重，并影响静脉回流，形成恶性循环，导致该组织缺血坏死。

【诊断及鉴别诊断】

一、诊断

1. 病史

有接触电流或被雷电或高压电击中史。

2. 临床表现

触电后轻者仅出现瞬间感觉异常，重者可致死亡。

（1）全身表现：轻者有痛性肌肉收缩、头痛、头晕、心悸、四肢无力、惊恐呆滞、面色苍白等。重者出现神志丧失、持续抽搐、心室颤动，进入"假死"状态（心跳、呼吸处于极微弱的状态，外表看好像已死），甚至心跳呼吸骤停。组织损伤区或体表烧伤处丢失大量液体时可出现低血容量性休克。部分病例有心肌和传导系统损害，心电图出现心房颤动、心肌梗死和非特异性 ST 段降低。

（2）局部表现：高压电击的严重烧伤常见于电流进出部位。烧伤部组织炭化或坏死成洞，组织解剖结构清楚。电击周围部位烧伤较轻。高压电流损伤时常发生前臂腔隙综合征：肌肉组织损伤、水肿、坏死，使筋膜下组织压力增加，出现神经血管受压征，如脉搏减弱，感觉及痛觉消失，常需要紧急行筋膜松解术。

（3）并发症和后遗症

①神经系统损害：电击后数天到数月可出现上升性或横断性脊髓炎、多发性神经炎、定向力丧失和癫痫发作等。

②心律失常：电击后 24～48 小时常出现严重的室性心律失常，包括心室颤动，故应进行心脏监护。

③高钾血症：大量组织损伤和灼伤，使血钾增高，引起心脏传导障碍和心律失常。

④急性肾衰竭：发生急性肾衰竭者，主要是肾脏直接损伤和坏死肌肉组织产生肌球蛋白尿、溶血后血红蛋白尿损伤肾小管所致，脱水和血容量不足能加速急性肾衰竭的发生。

⑤关节脱位和骨折：触电后大肌群强直性收缩可使四肢关节脱位和骨折，脊柱旁肌肉强力收缩甚至可引起脊椎压缩性骨折。

⑥其他：如神经源性肺水肿、胃肠道出血、弥散性血管内凝血、视力障碍、白内障、性格改变等。

【处理】

一、处理原则

脱离电源，复苏心肺，处理损伤。

二、急救措施

（一）一般处理

1. 脱离电源

迅速用不导电的物体（如干燥的木杆、竹杆等绝缘物）移开电源或带电导线，同时在新置的电源或带电导线周围进行隔离，以防现场人员误入触电。有条件时应立即切断电源。当患者脱离电源后，应考虑到避免从高处掉下摔伤的可能，以减少给抢救带来的困难。施救者绝对不能直接接触未脱离电源的患者。注意不要将触电僵直者误认为是尸僵而贻误救治。

2．心肺复苏

对心脏停搏和呼吸停止者，立即进行心肺复苏，以减少或减轻并发症和后遗症。

（1）人工呼吸和胸按压：立即进行口对口人工呼吸和胸按压（操作方法参见总论第四章第一节《心肺复苏术》）

（2）电击除颤：当出现心室颤动或持续性快速室性心动过速时，应立即用200J能量进行直流电除颤，如无效，改用300J或360J能量。

（3）药物运用：参见各论第十一章。

3．急性肾衰竭的防治

应用乳酸林格氏液恢复循环容量，并维持尿量（50～75ml/小时）。如果出现肉眼肌球蛋白尿，尿量应维持在100～150ml/小时。静脉输注碳酸氢钠碱化尿液，应用甘露醇预防肌球蛋白性肾病。已发现急性肾衰竭者，参见各论第七章的方法处理。

4．其他对症处理

（1）防治感染（特别是肺部感染），可选用足量有效的抗生素。

（2）纠正水、电解质紊乱（处理见各论第七章）。

（3）防治脑水肿（处理见各论第九章）。

5．外科问题处理

对于广泛的组织灼伤、肢体坏死、骨折者，进行相应的外科处理。局部皮肤组织坏死者可行清创包扎。对腔隙综合征患者，则须紧急切开筋膜以解除局部压力。

（二）中医中药

1．针刺

针刺人中、中冲、百会、合谷、中脘、环跳、足三里、阳陵泉、涌泉、少冲；刺十宣出血；或刺激膈神经，以增加呼吸和循环功能。如无针具，可用指压这些穴位。

2．艾灸

艾灸百会、三阴交等穴位，有回阳温醒之功，对于电击后皮肤肌肉的麻木、抽搐、蚁走感颇有疗效。

3．推拿、按摩、捏脊疗法

推拿、按摩、捏脊疗法对恢复神志、活动经络、消除电击后气血瘀滞有较好的疗效。

第二节　狂犬咬伤

狂犬病是由于人感染了狂犬病毒，病毒侵犯中枢神经系统为主的急性传染病，属人畜共患自然疫源性疾病。通常由病畜以咬伤、抓伤等方式传给人。其典型表现是神经兴奋性增高，吞咽或饮水时喉部肌肉发生痉挛，甚至闻水声或其他轻微刺激均可引起痉挛发作，故又称恐水病。狂犬病是一种古老的传染病。古称"犬咬"等，亦称"恐水病"、"疯狗病"、"瘝咬病"等。《千金方》云："凡狂犬咬人著泆，即令人狂"。《巢氏病源》云："犬齿疮重发，则令人狂乱，如狗之状"。说明当时已认识到人狂犬病与狗有关。

我国狂犬病的主要传染源是带狂犬病毒的病犬，其次是猫、猪、牛、马等家畜及野兽等温血动物。狂犬病毒对热、紫外线敏感，易被季胺化合物、碘酒、高锰酸钾、乙醇、甲醛等消毒剂灭活。

【病因病机】

本病乃疯犬伤人，疫疠之邪，经疯狂之犬的唾液侵入肌肤，由表及里，内攻脏腑而发病。病邪直入营血，入里即生风化痰，上蒙神明，内攻心营，则病人之神扰不宁而躁动不安，恐慌，发热，怕风，谵妄；邪毒内闭，瘀毒内壅，毒瘀交结，凝滞血脉，气血乖逆，肝受之则肝风内动，筋脉濡润失常，病人出现全身痉挛，颈项强直，牙关紧闭，角弓反张等；肾受之则小便失禁；肺受之则痰壅气闭而声音嘶哑，其声如犬吠，呼吸麻痹；脾受之则土松气散而肌肉松弛，肢体瘫痪，口流唾涎。病情进一步发展，可致毒邪内闭，正气外脱，终致脏腑衰败，阴阳离决。临床表现以实证为主，并迅速由实转虚，终至亡阳亡阴。

现代医学认为，狂犬病毒自破损处进入机体后，在局部组织内缓慢增殖，然后侵入附近的神经末梢，沿神经的轴索呈向心性扩展，波及脊髓和脑，在神经细胞内增殖并引起中枢神经系统损伤，主要侵犯脑干及小脑等部位的神经细胞（受损脑组织出现特征性的病变——嗜酸性包涵体，即狂犬病毒的集落）。然后沿传出神经扩散到唾液腺和其他组织。若迷走神经、舌咽神经、舌下神经等脑神经的神经核受损，出现舌咽肌和呼吸肌痉挛，表现为恐水、吞咽和呼吸困难；交感神经受累时出现唾液分泌和汗液增多；延髓受损可引起各种瘫痪；迷走神经节、交感神经节和心脏神经节受损时可引起病人心血管功能紊乱或猝死等。

【诊断及鉴别诊断】

一、诊断

1. 病史

有被动物咬伤、抓伤史，或与患病动物接触史。有一定潜伏期，5 天～19 年或更长，一般为 1～3 个月。

2. 临床特点（人为分为三期）

（1）前驱期：常有低热，乏力，继而恐惧，烦躁，对声、光、风等刺激敏感，且喉部有紧缩感。在伤口愈合处及其神经支配区有痒、痛、蚁走感等。

（2）兴奋期：高度兴奋。烦躁，极度恐慌，有大难临头之感，恐水，怕风，咽肌痉挛，呼吸困难等。恐水是本病的特征，80%患者有此表现，渴极不敢饮，见水、闻及水声或听到"饮水"二字，均可致咽喉肌痉挛。随着病情发展，出现全身肌肉阵发性痉挛、狂躁、极度恐惧、谵妄等。

（3）麻痹期：痉挛减少或停止，出现弛缓性瘫痪，呼吸变慢及不整，心搏微弱，神志不清，终至呼吸循环衰竭。

3. 实验室检查

酶联免疫吸附法检测血清中特异性抗体，免疫荧光技术检测抗原，或进行病毒分离、病理组织镜检。

二、鉴别诊断

1. 破伤风

有外伤史，潜伏期短，主要是全身阵发性强直性肌痉挛，且有牙关紧闭、苦笑等特点，而无狂躁、流涎、恐水、畏风等。

　　2．其他病毒性脑膜脑炎

　　有高热、抽搐，而无流涎、恐水表现，兼有①不同程度的意识障碍；②脑膜刺激征阳性；③脑脊液检查有压力增高，白细胞计数增加，蛋白质轻度增高等异常改变；④免疫学检查、病毒分离可资鉴别。

　　3．脊髓灰质炎

　　肌痛较显著，而无恐水现象，瘫痪出现后其他症状大多消退，脑脊液检查多有异常改变，病毒分离可确诊。

　　4．狂犬病恐怖症

　　有被动物咬伤史，不定时间内出现咽喉部紧张、恐惧感，甚至恐水症状（为夸张动作，不能产生病理性反应），但不发热，无怕风、流涎、瘫痪，经暗示说服，对症状治疗后顺利恢复。必要时作实验室检查。

　　5．震颤性谵妄

　　为慢性酒精中毒引起的精神病，又称酒狂综合征，为长期酗酒者的戒断状态。出现焦虑、震颤、出汗、谵妄等表现。

　　6．狂犬疫苗引起神经系统并发症

　　可见发热、关节酸痛、肢体麻木及各种瘫痪等，无恐水症和高度兴奋症状。多发生于首剂疫苗后两周，运用过程中逐渐加重，停止接种后采用糖皮质激素治疗，大多可恢复。

　　【处理】

　　一、处理原则
紧急处理伤口，尽早免疫预防，安全防护，中西医并用。

　　二、急救措施
（一）一般处理

　　1．尽快处理伤口

　　（1）紧急用20％肥皂水或0.1％新洁尔灭（季胺类消毒剂，不能与碱类物质如肥皂水合用）反复冲洗受伤部位，力求去除动物唾液，挤出污血。冲洗后用70％乙醇擦洗及碘酊反复涂拭。伤口一般不予缝合或包扎，以便排血引流。

　　（2）在伤口底部及周围浸润注射抗狂犬病免疫球蛋白或免疫血清。

　　2．预防接种

　　（1）凡被犬类或其他可疑动物咬伤或抓伤者均须作疫苗接种，共接种5次，每次2ml，肌肉注射，分别在1、3、7、14和30天完成。

　　（2）运用马或人抗狂犬病免疫球蛋白或免疫血清在局部运用的同时，作臀部肌肉注射（先作皮肤过敏试验，阳性者行脱敏注射）。另外，预防破伤风及细菌感染。

　　（二）出现狂犬病临床表现的处理

　　1．基础处理

　　单室严格隔离病人，避免一切不必要的刺激如声、光、电等。医护人员应注意自身防护以免被病人唾液污染。病人的分泌物及排泄物须严格消毒处理。注意防护，避免伤及他人（随着病情发展，出现全身肌肉阵发性痉挛、狂躁、极度恐惧、谵妄，强行挣扎，试图逃出室外，也可能攻击或咬伤他人）。

2．加强监护及对症处理

保持呼吸道通畅，必要时行气管切开或使用呼吸机；狂躁、痉挛时用镇静剂；纠正酸中毒及水、电解质紊乱；出现脑水肿时则降颅压；血压升高时可考虑用β受体阻滞剂或强心剂。

（三）中医中药

本病乃风毒为患，祛风解毒为治疗原则。初起风毒内伏治当解毒祛风；继之毒扰五脏，治宜解毒定惊；脏腑气耗，阴阳两脱者，治当回阳救脱。

第三节 毒蛇咬伤

世界上有六百多种毒蛇，我国约有 50 种，主要分布在长江以南地区，主要危害季节是夏、秋两季。毒蛇体内的蛇毒存在于毒蛇上腭的毒腺内，毒腺借助于导管与毒牙沟通。当毒蛇咬人或物时，毒腺收缩，毒液经导管、毒牙注入人体组织内，引起中毒，甚至死亡。毒素成分不同，引起不同中毒表现。根据毒蛇所含毒素成分性质，将其分为三类：神经毒型，这类毒蛇主要有金环蛇、银环蛇、海蛇；血循毒型，这类毒蛇主要有竹叶青、尖吻蝮、蝰蛇；混合毒型，这类毒蛇主要有蝮蛇、眼镜蛇、眼镜王蛇。

【病因病机】

一、中医认识

毒蛇咬伤，毒液通过毒牙注入创口，引起局部伤害，接着毒液沿经络入侵，或内扰于营血，或传于脏腑，引起全身或局部的中毒症状，按其毒性分为风毒、火毒、风火毒。

1．风毒

主要具有风邪的特征，容易侵犯经络，导致经络瘀阻，气血凝滞，经脉运行不畅而发生麻痹。严重的出现心肺受损，呼吸麻痹，循环衰竭。风毒传肝，引动肝风，而出现抽搐、痉挛、眼睑下垂等肝风症状。

2．火毒

主要具有火邪的特征，侵入营血，内扰脏腑，引起皮肤与内脏广泛出血，胸胁痛，黄疸，呕血，咯血，尿血。蛇毒攻心，蒙蔽心窍，神昏谵语，发厥而亡。

3．风火毒

兼具有风邪、火邪的特征。

二、现代医学认识

现代医学认为，蛇毒成分主要为酶及非酶多肽毒素、非毒蛋白质，其中与中毒有关的主要酶类是磷脂酶 A_2、透明质酸酶、蛋白质溶解酶等。①磷脂酶 A_2：具有神经毒、心脏毒、溶血和增加血管通透性的作用。如它可释放组胺、5－羟色胺和缓动素，引起伤口局部组织水肿、炎症反应、疼痛。又如眼镜蛇、金环蛇的磷脂酶 A_2 作用在前突触，阻断神经肌肉传导，引起骨骼肌和心肌损伤。②透明质酸酶：促使蛇毒扩散和组织损伤，使局部炎症进一步扩展。③蛋白质溶解酶：损伤组织，引起局部坏死，破坏血管壁，导致出血。如蝮亚蛇科的其中一种蛋白水解酶可裂解纤维蛋白而引起出血。

根据其毒素成分的主要作用将蛇毒分为三类：

1．神经毒

阻断运动神经与骨骼肌之间的神经冲动，引起瘫痪。有两种阻断机制：①与运动终板的乙酰胆碱受体结合，使乙酰胆碱不发挥作用。②抑制运动神经末梢释放乙酰胆碱。海蛇毒产生大量肌球蛋白和钾离子，直接损害骨骼肌（肌毒损害），远较神经毒为重。对感觉神经的作用是麻痹感觉神经末梢，引起肢体麻木。

2．血循毒

有心脏毒（直接损伤心肌）、凝血障碍毒两种。其中凝血障碍毒损伤血管壁，破坏凝血系统等，使血液凝固，血细胞破坏，继之出现弥漫性血管内凝血。

3．混合毒

毒素中既有神经毒成分，又有血循毒成分。一般而言，眼镜蛇的蛇毒以神经毒为主，蝰蛇蛇毒、蝮蛇蛇毒以心脏毒和凝血障碍毒为明显。

【诊断及鉴别诊断】

一、诊断

1．发病特点

常发生于夏秋季节的野外作业者，咬伤部位多为肢体的暴露部分，如足部、小腿、手部、前臂及头面部。

2．病史

有确切的蛇咬伤病史，特别是已确认为某种蛇咬伤或已捕获到咬伤人的蛇。

3．蛇牙痕

毒蛇必须通过毒牙将毒液注入人体才能中毒，所以必有牙痕。

4．局部或全身中毒症状

大多数毒蛇咬伤后局部很快出现肿痛现象，易引起注意，但神经类毒蛇咬伤，局部仅有麻痒感觉。

5．临床分型

（1）神经毒损害：主要为银环蛇、金环蛇、海蛇咬伤后引起。局部伤口反应轻，仅有痒感、轻微麻木等，一般 1~6 小时出现全身不适、四肢无力、头晕、眼花、呼吸困难、恶心等，严重者可引起吞咽困难、不能言语、瞳孔散大、抽搐，以致昏迷。常因呼吸麻痹、循环衰竭而死亡。

（2）心脏毒和凝血障碍毒损害：主要由蝰蛇、尖吻蝮蛇、竹叶青咬伤所致。局部红肿，痛如刀割，伴有水疱、出血和坏死。全身有寒战发热、肌肉酸痛、尿血、出血、少尿或尿闭，以致急性肾衰竭，胸腹腔大量出血，严重中毒休克，心肌损害而死亡。

（3）混合毒损害：主要为蝮蛇、眼镜蛇、眼镜王蛇咬伤引起。既出现风毒的症状，也出现火毒的表现。神经系统、血液循环系统均受到损害，故有头晕头痛、寒战发热、恶心呕吐、四肢乏力、全身酸痛、瞳孔缩小、肝大、脉迟，严重者出现心肾功能衰竭，呼吸停止而死亡。

二、鉴别诊断

1．无毒蛇咬伤

创口无粗大而深的毒牙痕，仅有多数细小呈弧形排列的牙痕，局部仅有轻微的肿胀和疼痛，无明显全身症状（参见表7）。

表7　　　　　　　　　毒蛇和无毒蛇咬伤的鉴别

	毒　蛇	无　毒　蛇
牙痕	2个针尖大牙痕	2行或4行锯齿状浅小牙痕
局部伤口	水肿、渗血、坏死	无
全身症状		
神经毒	有	无
心脏毒和凝血障碍	有	无
出血	有	无
肌毒	有	无

2．毒虫咬（蜇）伤

创口红肿、瘙痒、灼痛，肿胀一般不会超过关节。全身症状可有头痛、发热、眩晕、呕吐、乏力等，很少出现呼吸、循环衰竭等危候。

【处理】

一、处理原则

阻止蛇毒吸收及扩散，早期处理伤口，尽快破坏蛇毒，促进排泄，增加肾上腺皮质功能，增强机体对蛇毒的耐受力，注意全身性支持治疗。

二、急救措施

（一）局部伤口处理

1．缚扎

目的是阻止或延缓蛇毒吸收和扩散。就地取材，于伤口近心端超一个关节缚扎（绳子、布条、树藤、绷带等），其松紧度以阻止静脉血回流而不妨碍动脉血流为原则。每隔 15～30 分钟解除缚扎 1～2 分钟。注射抗蛇毒血清或采取有效伤口局部清创措施，1～3 小时后方可去除缚扎。超过 12 小时即没有必要再行结扎。

2．伤口处理

（1）排毒及局部解毒　现介绍几种方法：

①在伤口上方近心端，有效缚扎后，立即沿牙痕作"一"字形切开伤口，深达浅筋膜，进行彻底清洗和吸毒。用净水、盐水、1:5000 高锰酸钾溶液或 2% 过氧化氢溶液清洗伤口，细心剔除留在组织中的残牙痕后，再用 1:5000 高锰酸钾溶液或 2% 过氧化氢溶液反复清洗，盖上消毒敷料，并将患肢放在低位以利伤口的渗液引流。

②取 5～7 根火柴，置于伤口上点燃烧灼，如此反复 2～3 次，以破坏表浅残留蛇毒。

③在常规消毒下沿毒痕方向作"＋"或"艹"形切口，深达浅筋膜，若残留毒牙，一并清除，以利毒液畅流，并用手由近心端向远心端挤压伤口的周围。同时用 1:5000 的高锰酸钾溶液反复清洗以破坏局部毒素，外用 1:5000 的高锰酸钾溶液湿敷。伤口出血不止或有全身出血者，则不宜采用，以免发生危险。

④用口吮、火罐或吸抽器吸去毒液以减轻局部肿胀和蛇毒的吸收。

⑤肿胀的肢端，于手指蹼间（八邪穴）或足趾蹼间（八风穴），在常规消毒下，用消毒的三棱针或9～12号的消毒针头或用手术刀切开至皮下，从上至下挤压排毒15～20分钟，使毒液迅速排出。

⑥患肢经上述处理后，最好置于4℃～7℃的冷水中，以减缓毒素的吸收和对组织的损害作用。

（2）用胰蛋白酶2000～5000U加0.25%普鲁卡因或蒸馏水稀释后作局部环行封闭。

（3）在缚扎、处理创口的同时应用抗蛇毒血清。

（二）全身治疗

1．抗蛇毒血清的应用

抗蛇毒血清是中和蛇毒的特效解毒药，应尽早使用，使用前先作皮内试验，其方法是：取0.1ml抗蛇毒血清，加1.9ml生理盐水稀释20倍，取0.1ml于前臂掌侧皮内注射，20分钟后注射部位皮丘在2cm以内，且周围无红晕、蜘蛛足为阴性。阴性者可使用。对于皮内试验阳性者，须按常规脱敏处理后方可使用，并且同时用异丙嗪和糖皮质激素。

已确知为何种毒蛇咬伤后最好用单价特异抗蛇毒血清；若不能确定毒蛇的种类，则选用多价抗蛇毒血清。各地生产的抗蛇毒血清效价不一，通常剂量为每次3～5支，每支10ml，先用5%葡萄糖溶液稀释，再加至500ml静脉滴注。

约有3%～54%患者注射抗蛇毒血清后出现过敏反应。一旦出现，即刻停用，并肌肉注射0.1%肾上腺素0.5ml，或0.5ml加入葡萄糖溶液20ml内，静脉缓慢注射，10分钟注完。同时用氢化可的松200mg或地塞米松10mg静脉滴注；亦可加用异丙嗪25mg肌肉注射。

2．肾上腺糖皮质激素的运用

可以补充肾上腺皮质功能的耗竭，并可减轻蛇毒中毒的症状，有利于病情缓解和恢复。用氢化可的松400mg加入10%葡萄糖溶液500ml内，静脉滴注；或地塞米松40mg加入10%葡萄糖溶液500ml内，静脉滴注。

3．并发症治疗

呼吸衰竭在毒蛇咬伤病人中发生率高，故应及时正确运用人工呼吸机。同时注意防治继发感染、急性肾衰竭、休克、弥漫性血管内凝血等。

4．预防破伤风

运用破伤风抗毒素预防破伤风的发生。

5．治疗禁忌

抢救过程中忌用以下药物：①中枢抑制药如巴比妥类、氯丙嗪。②肾上腺素。③骨骼肌松弛药如筒箭毒碱、琥珀胆碱。④抗凝血药如肝素、枸橼酸钠。

（三）中医中药

中医主张治疗毒蛇咬伤应"一快二开三通利"。一快为快服有效蛇药，快速局部常规处理。二开是开神门、鬼门。所谓神门即上窍之耳、鼻、目、喉，应及早用芳香开窍之品如麝香、吴茱萸等以开神门（适用于风毒类）；用汗法（采用细辛、防风之类）以开鬼门（适用于血循毒类）。三通利即通利大小便，使蛇毒得以下泄。

1．局部用药

伤口经上述方法处理后应立即外敷蛇药及中草药，将蛇药（如南通蛇药片）用冷开水或生理盐水调成糊状敷于局部（紧急时可用生水或唾液代替）。也可选用下列一至数种，等量，洗净，捣烂（或加少许食盐），外敷伤口及肿胀部位，日敷数次，干后即换。如半边莲、七叶一枝花、八角莲、山海螺、田基黄、白花蛇舌草、香茶菜、徐长卿、地丁草、青木香、东风菜、绥草、蛇莓、两面针等。

2. 解毒

可选用食醋 100~200ml，一次服；白菊花 25g，金银花 25g，甘草 10g，水煎服；水辣蓼100g 或乌桕叶蕊 50g，捣汁冲水服。

3. 辨证救治

根据蛇伤病人病情进展情况进行相应的辨证处理。

亦可根据"治蛇不泻，蛇毒内结，二便不通，蛇毒内攻"的民间经验，以清热、解毒、利尿、通便为原则。用蛇伤解毒汤加味：半边莲 25g，虎杖 20g，白花蛇舌草 50g，大黄 15g，万年青 10g，青木香 20g，车前子 15g（包），生大黄 15g（后下）。火毒重，加清火凉血药如黄连、黄芩、生地、丹皮、水牛角等；风毒重，配以祛风解毒药如白芷、细辛、川芎、威灵仙之类。

第四节　蜂蜇伤

蜂类主要有蜜蜂、黄蜂（胡蜂科）、大黄蜂（长脚蜂科），全国各地均有分布。这些蜂类的尾部有毒腺及管状尾刺，有些蜂类的尾刺上有逆钩。蜂类蜇伤人或动物后，毒腺内的毒液顺尾刺注入机体，引起中毒，逆钩部分可残留于创伤部位。黄蜂的毒刺不留在创伤内，但黄蜂较蜜蜂蜇伤严重。

【病因病机】

被蜂类蜇伤后，毒邪侵入肌肤导致红肿热痛；若禀赋不耐者，则会引发瘾疹、水肿、哮喘等迅速多变的严重症状。

现代医学认为，蜂类含有许多毒性成分，其毒液的主要成分是生物胺类、多肽、激肽类和酶类。蜂种不同，所含毒素成分也不同。现将常见蜂类的主要毒素成分列表如下（表8）。

组胺、乙酰胆碱、5-羟色胺可引起局部疼痛。黄蜂激肽素、大黄蜂激肽素等影响血压并对平滑肌起作用。神经毒素对周围神经及中枢神经有毒性作用。溶血毒素（为肽类成分）可造成溶血、骨骼肌溶解及凝血障碍，继发肾小管坏死，急性肾衰竭；小剂量产生心肌兴奋作用，大剂量则抑制心肌。磷脂酶、透明质酸酶、蛋白酶、抗原5是重要的过敏原。当被蜂蜇后其毒素作用于机体，轻者仅表现局部疼痛，重者除局部反应外，尚有系统中毒或过敏反应，甚至出现类似毒蛇咬伤的中毒表现。若蜂类蜇伤眼睛可造成视网膜炎、视神经脱髓鞘等，造成视力障碍甚至失明。

表 8 常见蜂类的主要毒素成分

	蜜　蜂	黄　蜂	大黄蜂
生物胺	组胺	组胺	组胺
	儿茶酚胺	血清毒	血清毒
		儿茶酚胺	乙酰胆碱
肽类	神经毒素	黄蜂激肽素	大黄蜂激肽素
	溶血毒素		
	肥大细胞脱粒肽		
酶类	磷脂酶 A	磷脂酶 A	磷脂酶 A
	透明质酸酶	磷脂酶 B	磷脂酶 B
		透明质酸酶	透明质酸酶
		蛋白酶	蛋白酶
			抗原 5

【诊断】

1．地域

该地区有蜂类存在。死亡的蜂体可用作鉴别。

2．病史

有明确的蜇伤史。常蜇伤体表暴露部位，如颜面、手足等。

3．局部反应或/及全身表现

（1）局部反应：疼痛、灼热感。轻者表现为中心有瘀点的红斑、丘疹或风疹块；重者呈一片潮红及肿胀，往往有水疱形成，引起剧烈疼痛，极少数可有瘀血及组织坏死。

（2）过敏反应：过敏性鼻炎、荨麻疹、口舌麻木、口唇及眼睑水肿、喉头水肿、恶心呕吐、腹痛、排稀水样便、呼吸困难等。严重者，可致血压下降、过敏性休克等。

（3）中毒表现：发热、畏寒、头昏、头痛、全身剧痛、烦躁不安、呼吸及吞咽困难、痉挛、昏迷、黄疸、肝功能损害、血红蛋白尿、尿少尿闭等。

【处理】

一、处理原则

抢救休克，保护肝肾功能，对症处理。

二、急救措施

（一）局部处理

1．尾刺留在皮内，应立即拔出。

2．以 3% 氨水、肥皂水、苏打水等洗涤伤口及湿敷伤口。黄蜂类蜇伤则用稀醋酸或食醋洗涤及湿敷伤口。

3．伤口周围可用南通蛇药外敷，或用半边莲、七叶一枝花、紫花地丁等捣碎外敷。

（二）全身处理

1．抗过敏治疗

有过敏症状者，立即皮下注射肾上腺素0.5mg，或肌肉注射扑尔敏 10mg。

2．中毒的治疗

（1）肾上腺糖皮质激素的应用，可减轻蜂毒中毒的症状，有利于病情缓解和恢复。用氢化可的松 400mg 或地塞米松 40mg 加入 10％葡萄糖溶液 500ml 内，静脉滴注。

（2）应用 20％甘露醇脱水利尿以保护肾功能。

3．有休克者，则按过敏性休克处理。